JN125487

看護理論家の来日講演からの学び

― 理論・人生・人柄にふれて ―

城ヶ端初子・桶河華代・髙島留美　編著

まえがき

　「看護理論」は看護実践を支える重要なものであるが、看護職者の中には、難しいと敬遠されることもある。また、臨床においては多くの病院で活用されていない現状もある。しかし、「理論」と「実践」は表裏の関係にあり密接不可分である。どちらかが抜けても、看護とはなり難いからである。

　しかし、近年、看護の臨床・教育・研究および管理の分野で、看護理論の重要性が唱えられ、「看護理論」の学習と活用の機運も高まってきているように感じられる。実際、看護系大学院では、教科目として「看護理論」が置かれていることが多く、看護基礎教育の中でも「看護学総論」の授業の中で、「看護理論」に多くの時間をかけている学校もある。また、臨床でも活用している施設の状況を耳にすることが多くなってきている。喜ばしいことである。

　このような状況の中で、わが国では、海外で活躍している著名な看護理論家を招聘しての講演会や交流の場を設け、私達も直接理論家から学ぶことも可能になってきている。私は日頃から看護理論家の来日講演を聴き、受講者が理論家の理論そのものの学びはもとより、博士の人柄や情熱を感じ取り、その理論の学びを深める機会にしてほしいと考え、大学院生や臨床の方々と共に講演に出かけ、学び、その学びをレポートし、1冊にまとめて出版するように心がけてきた。

　この度、パトリシア・ベナー博士、アフアフ・イブラヒム・メレイス博士、ジーン・ワトソン博士の来日講演を聴講し、学んだこと、感じたことをまとめたのが本書である。

　本書が「看護理論」の学習を深める上でのきっかけになれば幸いである。

　最後に、本書の出版にあたり、ひがし印刷の大橋氏、サンライズ出版の藤本氏にご尽力頂いた。紙面をお借りして深謝いたします。

2020（令和2）年3月
編著者を代表して
城ケ端　初子

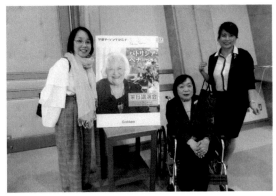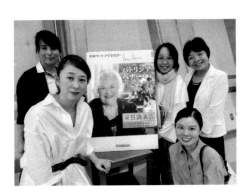

パトリシア・ベナー博士来日講演会場で撮る

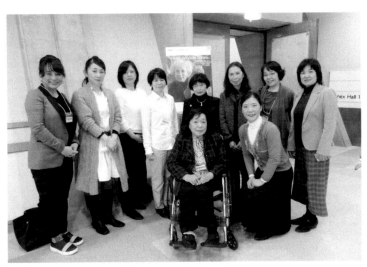

メレイス博士来日講演　全員集合写真

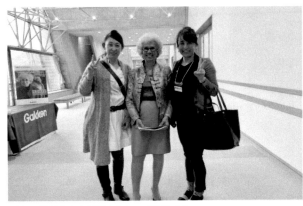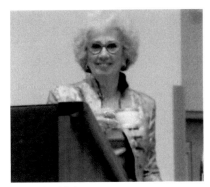

メレイス博士と田村さん、寺澤さん　　　　　　メレイス博士

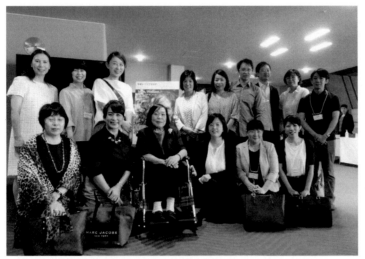

ワトソン博士来日講演　参加者全員で撮る

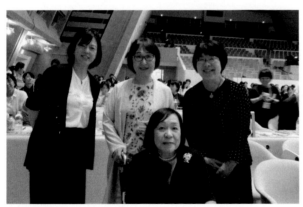

講演会場で
　髙島さん、西山さん、植田さんと城ヶ端

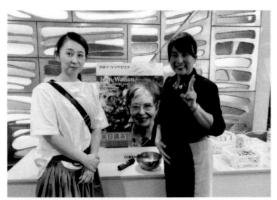

ワトソン博士の来日講演ポスターの前で
　寺澤さん、田村さん

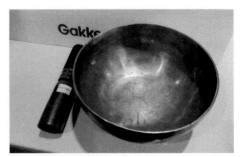

シンギングボウル

目　次

第3章　ジーン・ワトソン博士の来日講演からの学び

第1章

パトリシア・ベナー博士の来日講演からの学び

1. 講師略歴

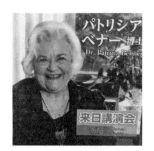

1）セミナー開催年月日　会場

（1）セミナー開催年月日　　2011年11月19日（日）

会　場	京都国際会館
主　催	株式会社　医学書院
テーマ	「看護教育と看護実践において、臨床的な知識を発展させるには」

（2）セミナー開催年月日　　2015年10月17日（土）18日（日）

会　場	京都国際会館　大会議室
主　催	株式会社　医学書院
テーマ	看護実践における専門性――ケアリング、臨床的論証、倫理

（3）セミナー開催年月日　　2017年10月14日（日）

会　場	京都国際会館　アネックスホール
主　催	株式会社　学研メディカル秀潤社
テーマ	「看護の達人への道――その先へ：臨床推論をどう進めるか」

2）講師略歴

パトリシア・ベナー博士　Dr. Patricia Benner, RN, PhD, FAAN, FRCN

1964年	パサディナ・シティ・カレッジ（Pasadena City College）において看護師になるために教育を受けて文学士号（B.A）を取得
1970年	カリフォルニア大学サンフランシスコ校看護学部で修士号（M.S）を取得
1982年	カリフォルニア大学バークレー校看護学部で博士号（PhD）を取得
1982年	カリフォルニア大学サンフランシスコ校看護学部准教授
1989年	同校教授
現在	カーネギー財団の上席研究員
	カリフォルニア大学サンフランシスコ校名誉教授
	アメリカ看護アカデミー（The American Academy of Nursing）フェロー
	英国王立看護院（The Royal College of Nursing）名誉フェロー
	カリフォルニア大学サンフランシスコ校看護学部で研究に従事

カリフォルニア大学バークレー校でラザラス（Richard Lazarus）の研究助手として研究に取り組む、研究経験も深い。

臨床、教育、研究の分野で活躍する著名な看護学者である。

3）主な著作

（1）Benner, P.（1984）From Notice to expert: Excellence and Power in Clinical Nursing Practice, Menlo park. CA: Addison-Wesley.

（邦訳：井部俊子他訳：ベナー看護論——達人ナースの卓越性とパワー、医学書院、1992）

（2）Benner, P. & Wrubel J.（1989）The Primary of caring: Stress and Coping in Health And Illness. Menlo Park. CA: Addison-Wesley.

（邦訳：難波卓志訳：ベナー／ルーベル：現象学的人間論と看護、医学書院、1999）

（3）Benner, P.（2001）. 邦訳：井部俊子監訳（2005）：ベナー看護論新訳版——初心者から達人へ、医学書院、2005

（4）Benner, P. et al（2010）Educating Nurses: A Call for Radical Transformation.

（邦訳：早野ZITO真佐子訳、ナースを育てる、医学書院、2011）

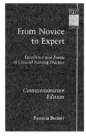

Patricia Benner; From Novice to Expert.
Excellence and Power in Clinical Nursing Practice

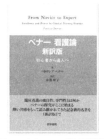

パトリシア・ベナー、井部俊子監訳：
ベナー看護論新訳版—初心者から達人へ
医学書院、2005

２．講演からの学び

１）パトリシア・ベナー博士来日講演会に参加して

井上　美代江

　2015年10月17日、国立京都国際会館の大会議場において開催されたベナー博士の講演会に参加した。講演に先立ち、座長の兵庫県立大学教授の片田範子先生がベナー博士の研究内容及び著書の紹介をされた。

　ベナー博士はカリフォルニア州立大学サンフランシスコ校社会行動科学看護学研究科看護学名誉教授であり、米国看護アカデミー会員、英国王立看護協会名誉会員である。

　我が国において、看護の実践力・技能とは何なのか、看護の奥深さを世に問うた「ベナー看護論──初心者から達人へ──」の初版は今から30年ほど前1984年であった。以後「現象学的人間論」、「ベナー看護ケアの実践知」、「ベナーナースを育てる」、そして、本年「ベナー看護実践における専門性──達人になるための思考と行動──」が出版された。また、ベナー博士の研究について大学教育の他職種のなかで、看護教育はいかにあるのかということが紹介された。

　講演から私自身が印象に残った内容について以下に述べる。

　まず第１に博士は、学生に対するコーチングについて、教員は看護場面の状況を学生に説明し、状況を聞いた学生は考え、論証する必要性について繰り返し話された。状況という言葉を繰り返し使われていたことで、看護の対象は人であり、常に刻々と状況が変化していく中で、看護師は看護を提供しているという事実を再認識した。学生に対して、知識を教えていく時に、状況を提示することで学生は、自分自身の知識を活用することができるということである。この場合の教員の指導には、必要な知識を学生が活用できたのか確認を行う必要があると説明された。

　また、授業方法について、学生がロールプレイやシミュレーションを行い、その後に技術を行うことで臨床的想像力を発展させることの重要性を説明された。博士の講演をうかがい、状況が無ければ看護としての場面はイメージできず、発展しないことに気づくことができた。

　そして、博士は、学生に対して知識や技術、態度について教育と同時に学生が臨床の場でどのように既習の知識、技術を使用していけばよいのか、方法を教育する必要性について話された。博士は学生を指導する上で「経験的に学ぶこと」「変化を理解する能力」「状況を見極める能力」の重要性についても説明された。例として集中治療室で酸素吸入療法をはじめとした多くのチューブが装着されていたある重症のジャーナリストの話をされた。病状的に治療上の制約があったが、看護師はジャーナリストに対してコーヒーを提供し、彼はコーヒーを飲んだということが話された。このジャーナリストの生活過程に依る出来事である。この状況を学生に伝え、このジャーナリストにとって、コーヒーを飲む意味を学生に考えてもらうのである。学生にとって状況の中のケアについて関

係性における同調（微妙な事柄にも巧く調子を合わせること）というスキルが必要であるとのことであった。

　また、倫理的な問題についても、学生に対して事例を用いて詳細を伝え、どのような対応が良いのか学生の意見を聞いていくことが大切であると話された。ここでも学生自身の考えを述べてもらうことの必要性を話された。

　そして、博士はフロネーシス【（実践知）よい臨床判断を行う】については、学生に対して「注意深く観察すること」「臨床的想像力を発展させること」「出来事の軌跡を理解すること」の重要性についても話された。看護の対象は人である。そのため患者と看護師の関係成立が必要である。大学教育における看護教育は、学生自身が知識を用いて提示された状況からケアを考え、考えたことを述べる場が必要であり、そのことが学生の看護学生としての学びにつながっていくことが理解できた。「好奇心をもち、心配りができ、医療的な知識を学ぶ」という博士が話された学生像を目標にして、一方通行でなく学生との対話を大切にした教育を行いたいと改めて感じた。

　私は、2012年に同会場で行われた講演に参加していたので、ベナー先生にお逢いするのは3年ぶりであった。ベナー先生は前回同様、穏やかな表情で登壇され、第一声は「こんにちは」と笑顔で挨拶された。会場の雰囲気が一気に和んだように感じた。博士の講義は、ビデオや多くの事例を取り入れておられたため内容を理解しやすかった。基礎教育において、私が日頃抱いていたジレンマに関する内容もあり、3時間の講演はあっという間に過ぎた。講演会終了後開催されたサイン会において博士は疲れた表情をみせられることなく、多くの参加者一人一人に素敵な笑顔でサインをされていた。本当に充実した講演会であり今後の教育に活かしていきたい。

文献

・フローレンス・ナイチンゲール著，小林章夫，竹内喜訳（2015）：看護覚え書，うぶすな書院，東京.
・城ヶ端初了編著（2015）：ナイチンゲール讃歌，サイオ出版，東京.
・城ヶ端初子編著（2010）：看護理論からの出発，久美出版，京都.
・城ヶ端初子，大川眞紀子，井上美代江（2016）：看護理論の発展経過と現状および展望，聖泉看護学研究，5，1-12.
・城ヶ端初子，大川眞紀子，井上美代江（2017）：ナイチンゲールの看護思想を実践に活かすための研究会の取り組みと課題―「ナイチンゲール看護研究会・滋賀」の歩みから―，聖泉看護学研究，6，19-25.
・正木治恵，酒井郁子編著（2012）：看護理論の活用，看護実践の問題解決のために，医歯薬出版，東京.
・宮脇美保子編集（2017）：基礎看護学①，看護学概論，メヂカル

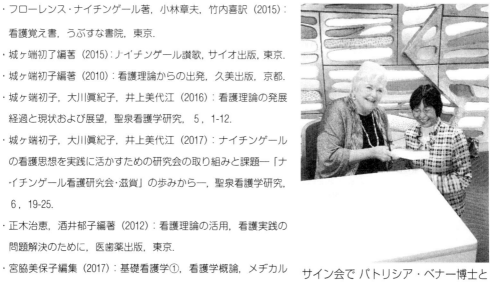

サイン会で パトリシア・ベナー博士と

フレンド社，東京.

・ライダー島崎玲子，小山敦代，田中幸子編集・執筆 (2018)：看護学概論，看護追求へのアプローチ，医歯薬出版，東京.
・筒井真優美編集 (2015)：看護理論，看護理論20の理解と実践への応用，改訂版2版，南江堂，東京.

２）看護実践における専門性
──ケアリング、臨床的論証、倫理──からの学び

大内　正千恵

【はじめに】

　今回、平成27年10月17日・18日に京都国際会館にて、パトリシア・ベナー博士の「看護実践における専門性──ケアリング、臨床的論証、倫理──」というテーマで、来日講演会があり聴講しました。内容については、達人ナースの思考と行動役割について話されていました。まず、1つ目に「看護実践の場における達人ナースの経験知の大切さ」[1] について事例を通して話されていました。2つ目に「臨床実践において経験知を発展させるための臨床実践の論理的知識」[2] についてという事、3つ目に「達人ナースは、臨床経験から得る経験知をもって、予測的に看護している」[3] という事、4つ目に「自分の経験知を他のナースへ臨床場面を通して教授する事が一つの役割である」[4] という事を話されていました。

　私がパトリシア・ベナー博士の本と出逢ったのはごく最近で、ある管理者研修の参考図書として購入しました。それがきっかけとなり、本と出逢い、本を読む中で「管理者としてスタッフをどのように捉え、教育していかなければならないのか」という事を知りました。そして、今回の講演で直接パトリシア・ベナー博士の講演が聞けるという事で、学びをたくさんもらおうと思い参加しました。

【学び・所感】

　今回の講演会を通して学んだ事、感じた事を1〜4の順に述べたいと思います。

1.「看護実践の場における達人ナースの経験知の大切さについて」[1]

　パトリシア・ベナーによる達人ナースは、「自分の状況把握を適切な行動に結び付けるのに、もはや分析的な原則（規則、ガイドライン、格率）には頼らない。膨大な経験を積んでいるので、多くの的外れの診断や対策を検討するという無駄をせず、一つひとつの情報を直感的に把握して正確な問題領域に的を絞る」[5] と定義されています。つまり、多くの臨床実践を積み重ねる事によって得られる知識であり、目に見えて形づけられたものではないという事です。これが「経験知・臨床

知・暗黙知」と呼ばれているものです。例えば、物品1つにしても、その使い方の把握ができていないと上手く使えません。看護師1人1人が物や道具に対する考え方が違うと、使い方も違ってくるのです。モニター音1つ取ってみても、異常音か正常音かの聞き分けができるのが達人ナースです。それは、臨床経験を多く積むことにより、培われたスキルの1つなのです。私は現在、訪問看護ステーションで勤務しています。それまでは、病棟の経験しかなく、在宅での看護というのは全くの初めてでした。しかし、在宅と病院と看護する環境は違っているのですが、提供する看護スキルについては同じです。今までの自分の経験知や暗黙知を使って、物事を判断することができます。それは、固定観念を持ってみるのではなく、患者のその状況・状態に応じて対応できるとても重要なスキルであると考えています。

2.「臨床実践において経験知を発展させるための臨床実践の論理的知識」[2] について

パトリシア・ベナー博士は、論理的知識について「患者に経時的に関わり、患者の変化（科学的な変化）を看る事が必要であり、一般事例と関連させて個別的事例を理解する事が必要である」と話されていました。つまり、全ての臨床において「経時的な変化がどうか」という事を、特定の事例（個別の事例）を通して変化（V.Sなど）を考えていく、すなわち、個別性から類似性を理解し、次の事例において前事例からの学びを活かすという事が必要になってきます。理論的知識においては、患者の変化に対応する能力が必要とされ、原理原則に基づくものではなく、経験から得られる能力が重要になってきます。パトリシア・ベナー博士は、その能力は、「重要性を識別する能力や関わりのスキル、見極めるスキルなどは、経験を積んで培われるものであるが、事例に関連した医学的事実や倫理原則など基本的な知識や事例の背景などを情報として持っておく事も必要である」と話されていました。

3.「達人ナースは、臨床経験から得る経験知をもって、予測的に看護している」[3] について

臨床実践の中で、臨床的実践知（臨床的把握、臨床予測、臨床判断、臨床的想像力）は養われます。臨床的把握は、「状況を読み取る」つまり、重要である事とそうでない事を読み取ります。例えば、回復と緩和において、それぞれの状況で把握の仕方が変わってきます。まず、ここで考えられるのは、急性期的な看護は必要ではないという事は明らかです。経験を重ねる事で、それらのパターンを学び、臨床的妥当性を認識する事ができ、状況を判断する1つのスキルになります。臨床予測は、先の事を考え、特定の患者のリスクを予期し、予期せぬ事態を見極める事です。パトリシア・ベナー博士は、糖尿病の患者を事例に挙げ説明されていました。その患者の「日常生活の把握をする事で、頻回な受診が定期的な受診のみに変化した」というものでした。日常生活の把握をするという事は、症状の管理をする事と患者に寄り添い十分に観察する事で、予期せぬ事態を回避する事ができるという事です。訪問看護においても、このような事例はたくさんあります。在宅では、

利用者さんが入院せずに、長く自宅で過ごす事ができるように支援していく事が、大変重要になってきます。その為には、利用者さんの生活パターンを把握し、何ができて何ができないかをアセスメントし、起こり得る状況を想定して利用者さん本人へ指導を行います。これは、訪問看護の質の評価にも繋がります。臨床判断は、パトリシア・ベナー博士は「十分な証拠では説明できない不確かな状況において、実践を重ねる事により身についたスキルと知識やノウハウが相互的に作用し、認識や評価、判断するもの」と話されていました。当たり前の結果は、信頼性の高い予測にはなりません。つまり、実践を積み重ねる事により経験知自体が変わる為、予測そのものの信頼性が違ってくるということです。信頼性の高い予測をするためには、臨床実践を積み重ねる事が重要になってきます。臨床的想像力は、パトリシア・ベナー博士は「ナース固有の関りのスキルが必要である。また、これは患者との関係性に基づくものであり、関係性における同調というスキルが必要である」と話されていました。つまり、看護は「人」を相手にし、関りを持っています。その為、関係性を保つ事が大変重要になってきます。患者と向き合い、信頼関係を構築するスキル、コミュニケーションスキルを身に着ける事が必要です。例えば、患者にとって現実に必要な事と判断し、それが普通では不可能な場合であっても、それを実行する事により患者の安楽につながり、安定した生活を送る事ができるのならば、看護師の配慮でそれを実行する事が患者との信頼関係の構築に大きく左右されるものと考えます。これは「善の概念に基づいた行動」と言えます。今の日本の看護では、病院固有の固定観念が優先して、柔軟な考え（想像力）を持ったナースが少ないように思います。達人ナースであれば、自分のスキルに自信を持ち、より柔軟に対応する事が必要ではないかと考えます。

４．「自分の経験知を他のナースへ臨床場面を通して教授する事が一つの役割である」[4) について

　達人ナースは、自分の持っている経験知を、臨床実践場面で後輩指導に発揮しなければなりません。達人ナースも初めから達人ナースではありません。臨床実践の場で先輩の達人ナースから教授され、自己のスキルとして磨きをかけてきたものだと思います。臨床実践の場において、看護に必要な知識を見出すためには、達人ナースが自己の経験知を新人ナースに伝え、指導することがとても重要になってきます。また、経験は新しい事を学ぶ事であり、時の経過ではありません。学ぶ環境と学ばせる環境づくりが必要です。つまり、知識を創造的・効果的に使う環境が必要です。そのためには、その部署の管理者が、その環境を作る事ができるようなマネジメントをする事が重要になってきます。それにはまず、チームワークが必要です。「チームワーク」とは、助け合う文化、経験知を分かち合う文化であり、何より実践の場を理解し合える文化であると考えます。達人ナースは、チームでの自己の役割を認識し、行動に移すことが必要であり、知識の共有ができるチームを作るスキルを身に着ける必要があります。私が勤務する訪問看護ステーションは、病棟勤務経験

のある看護師がほとんどです。訪問看護業務において、病棟での経験知は訪問看護師の自信の 1 つ でもあります。一人で訪問するため、全ての判断責任がその看護師にかかってきます。その判断材料になるのが、その看護師が持っている経験知になります。しかし、一人で判断できない場合や判断に自信の無い場合は、管理者である私に電話がかかってきます。その時こそが、私自身の経験知を教授する場面となります。その他の場面では、日々のカンファレンス（看護の振り返りや方向性の検討など）や看護技術指導（点滴困難な事例に対する技術）など、自分のありとあらゆる経験知を発揮し教授しています。それが、私の役割でもあると考えています。

【おわりに】

　今回の講演会で、改めて達人の経験知について考えさせられた事と、自分の役割や行動を振り返るよい機会となりました。やはり、看護の質の向上を図るためには、それぞれの看護師が持っている経験知（知識・技術・態度など）を発揮できるような職場の環境づくりが必要です。それが、臨床実践の場での重要な看護教育の 1 つであると考えます。

文献

1）看護実践における専門性―ケアリング、臨床的論証、倫理―当日配布資料：P2
2）前掲書 1）P7
3）前掲書 1）P17
4）前掲書 1）P27
5）パトリシア・ベナー　井部俊子監訳：ベナー看護論　新訳版　初心者から達人へ　医学書院　2010　p26

3）「パトリシア・ベナー博士の来日講演から人材育成を考える」

吉永　典子

1．はじめに

　約30年、現役看護師生活を送っている私は今回、初めて看護理論家の講演会に参加した。多忙な仕事の現場では、看護理論の活用の必要性は理解してはいるが、なかなか活用出来ていない。また、看護理論について教えてくれる人もいない中、仕事に従事している現状があった。ちょうどこの講演会の前年度に、私は大学院修士課程に入学し、看護理論について学んでいた。大学院で看護理論を学ぶ中で、失礼ながらベナー博士がご存命であることも知らず、看護理論家の先生方はとても遠い存在と勝手に思い込んでいた。丁度、新人看護師の職場適応について修士論文に取り組みながらベナー看護論についても学んでいた時期であり、パトリシア・ベナー博士が来日されると知ったときは、とてもうれしく講演会に参加した。

当日、京都国際会館にて講演会が開催され、会場は聴衆で一杯であった。ベナー博士の印象は、笑顔が素敵で「優しさに満ちあふれる」感じのソフトな印象を受けた。英語を話せない私は、講演会の途中の休憩時間に、無理を承知で写真撮影を身振り手振りでお願いし、会場の方には止められたものの博士は快く写真を一緒に撮って下さった。この写真は私の宝物である。講演会は、１．ベナー看護論の真髄、２．臨床推論とは何か、どう進めるか、３．初心者から達人へ：成長を支える発達モデルのテーマで話された。新人看護師育成や、看護師の人材育成についての教育方法に課題を持つ私は、講演を聴くことで、共感する内容が非常に多かった。

２．JNAラダーとベナー博士

　私は現在看護師長を務めている。また看護部教育委員会の委員長も務めており、人材育成に携わっている。2016年に日本看護協会は標準化された指標による看護実践能力の保証のためにJNAラダーを開発した。私は大学院で初めて、ベナー博士が看護師の発達について「ドレイファスの技能獲得モデル」を用いて論じ、クリニカルラダーの「初心者」「新人」「一人前」「中堅」「達人」という考え方をベナーの看護論をもとに作成されたことを知った。それ以前からも当病院では独自のクリニカルラダーを導入していたが、看護師の育成には繋がりづらい現状があった。当病院も2018年からこの新しく開発されたJNAラダーを導入し始め、現在看護実践能力の向上にむけて取り組もうとしているが、課題は多い。このJNAラダーの学習内容の中には、今回のベナー博士が論じている内容が多く含まれていることに気づいた。

　例えば、リフレクションについてである。JNAラダーには「４つの力」が示されており、そのひとつに「ケアする力」が存在する。この中のラダーレベルⅡの「ケアの改善」の実践の中に、「③リフレクションにより、自身の実施したケアを評価する」とある。ベナー博士は「経験に基づいて学ぶこと」[1] の重要性を述べている。また、「ただ単に時間が経てば、いろいろな経験を積めば、達人になれるわけではありません。その時その時で、状況から学んで、実際の臨床経験と患者との積極的な関わりの中で学んでいかなければ、看護師は達人になれないと思います」[2] ともベナー博士は述べている。現場では、臨床経験の長い看護師は多数存在する。中にはスペシャリストになっている者もあれば、ジェネラリストで広く高い看護実践能力を持つ者もいるが、多くは経験知のみで現場の看護にあたっている。毎日、与えられた業務には取り組むが、リフレクションは行なえていない。いくら経験を積み重ねても、リフレクションを行なわないと看護師としての成長には繋がらない。この現状は、経験年数の高い看護師自身の個人的問題だけでなく、リフレクションをする機会を与えてこなかった看護部の教育体制の問題でもあると捉えている。経験からの学びをどのようにリフレクションし、次の看護実践にどのように活かしていくかが重要である。

　先日、看護部教育委員会主催の研修会企画について主任と話す機会があった。昨年度より、院内研修もJNAラダーの「４つの力」を元に行なっている。そこで、「ニーズを捉える力」の「価値観

や信条の側面」のニーズについての情報収集能力が低いことが当院の課題の一つと考え、研修テーマとした。急性期病院のためか、「ニーズを捉える力」の「身体面」は当院看護師が得意とする傾向がみられるが、「価値観や信条」については取り組みが少なく弱点と考えている。この部分の院内研修をどのようにすすめていき、看護実践の場にどうすれば活かすことができるかを検討し研修企画を考えた。その中で主任は「最近の若い看護師は、患者に興味を持っていないと感じる」と話した。熟練の看護師からは「○○さんは、どう思ってるんだろう？」「子供さんや仕事はどうされるの？」という質問がでて看護師間で共有されているが、若い看護師からはあまりこのような質問は聞かれないと言う。若い看護師は1日の中で行なわないといけないケア実践は行なうが、患者がどのような思いを持っているのか？　などに対しては興味が薄いと感じると主任は言う。しかし、この価値観や信条についての患者のニーズを把握しておかないと、患者の意思決定支援などには関わることはできない。このニーズについて学ぶことで、若い看護師は患者にもっと興味をもつのではないかと主任は述べた。ベナーは「エキスパートになるためには、状況に応じて患者から情報を集めなければなりません。しかし、患者とかかわることができない、患者に注意をむけていることができないのであれば、そのような情報はあつめられません。結局はエキスパートになれないことになります」[3]や「経験に基づいた学びの中核にあるのが、積極的な看護の関わりのスキルであり、そして人に対して常に興味・関心を持つことだと思います」[4]と述べている。

　先述に当院看護部がJNAラダー導入には課題があると述べたが、課題の一つは実践能力の向上である。以前の当院のラダーは、クリニカルラダーと謳いながら、看護実践能力をあまり重視せず、研修会への参加と役割遂行を条件としレベル承認を行なってきた。今回JNAラダー導入に関して、これは課題であると考えている。そのため、今までスタッフは必要な研修を受講し、デイリーダーやケースレポートなどに取り組めばレベルⅡの承認が行なわれると思っていた。しかし、昨年度からJNAラダーは看護実践能力の向上を目的としているものであることを周知し、現在スタッフや看護管理者の意識改革に取り組んでいる。また、ある研修会の企画運営に携わった時に、アンケート記載の中で「自分はグループワークなどが苦手なため、研修会ではグループワークなどはやめて、座学だけにしてほしい」という記述があった。JNAラダーでは、レベル到達の学習内容には「レベル毎の目標」「行動目標」「学習目標」「実践（OJT）」「知識の例」別に整理されている。人材育成を考えた場合に「看護実践能力」の向上が大切である。座学研修はあくまで知識の習得であって、その学びをどのように看護実践につなげていくかが重要である。先述の研修企画を考える時もこの点を重視している。ベナー博士は、「単に知識を学ぶだけでなく、それを臨床の状況に合わせて実際に使えるようにすることを、私は生産的思考とよんでいます。」[5]と座学の研修や教科書の知識を、臨床現場の状況に合わせて使うためにどのようにすればいいかを考えることが「生産的思考」であると述べている。また、「実際の臨床状況における知識の利用を学ぶことは、生産的思考の一形態であり、単なる知識の応用ではないことを強調する」[6]とも述べている。そして、「実際の一人ひ

とりの患者の事例から学んでいく、経時的に患者の状況がどのように変わっていくのかをしっかり理解して、そこから学んでいく、患者に日々向き合うことによって、直接経験をして、そこから学んでいく。これこそが臨床的把握だと思います。時間を追うにつれて患者の状態が変わっていく、その一つひとつの事例から経験として学んでいって、臨床の知識としていくことが重要だと思います」[7] と看護師の学びについて述べている。現在、人材育成に必要なのは「OJT（On-The-Job Traininng）」と言われるが看護師育成におけるOJTについて述べている言葉だと思う。人材育成に関わっていくにあたり、ベナー博士の「事例から学ぶ大切さ」をスタッフに伝えていきたい。

3. 現場は本当に多忙で看護ができないのか？

　毎日、現場は多忙を極めている。現在、私の施設の看護人員配置基準は一般病棟の中では最上級にあたる7対1である。数年前、まだ10対1の看護配置基準の時、看護師長会でひとつ議論がなされた。それは、「10対1だから看護師が少なく、看護ができない現状である。だから、7対1の人員配置にできないか？」であった。当時の看護部長は「今の現状では、人員を増やしても変わらない。人員が増えれば本当に看護ができるのか？」というものであった。それから数年が経過し、7対1看護配置基準になったが、現場からは今も「忙しすぎて看護ができない」「毎日、業務しかできず、看護ができない」というスタッフの声が継続している。日勤看護師一人が受け持つ患者の数は10対1の看護基準配置の時に比べると、現在は減少している。日勤看護師の受け持ち患者数が少ないのであれば、濃厚な看護ができるのではないか？　と考えるが、現場は「そうではない」という。当時の看護部長の発言通り、「看護ができない」という原因は、看護師の人員が少ないからではなかったと改めて感じる。現在も、現場の看護師は、「毎日、業務ばかりで忙しすぎて、やりたい看護ができない」と話す。これは、一体どういう事なのか？

　今回の講演会の冒頭に、ベナー博士は日本の茶の湯の話をされた。ベナー博士が教えている学生に日本人とフランス人の学生がいた。日本人の学生は、茶道に長けた方で、博士が「何年くらい茶道を学んでいるのか？」と聞くと、「10年です」と答えた。それを聞いて、フランス人の学生は、「信じられない。例えばコークを飲むのだったら、何秒もかからない、それなのに何でお茶を飲むのに10年もかけて、そのように時間がかかるのですか？」と言ったというエピソードを話された。最近、自分が自己研鑽の本を読み改めて思うことは、「ある事象や現象がおこっても、人個人によって捉え方が違う」ということである。このエピソードについて、ベナー博士も「このように、大切に思うこと、気になることは1人ひとり違います。同じものを見ても、自分の目に入ってくるもの、あるいは気をつけて見たいと思うものは当然変わってきます」と述べており、とても共感した言葉であった。看護師の仕事を実践していくにあたり、この考え方は大前提であるからこそ、現場では看護計画を立案し看護業務を共有している。このように考えていくと、先ほどの「多忙で業務しかできず、看護ができない」という発言に関しては、毎日の看護師の実践を「業務」と捉えるか「看護」

と捉えるかで、変わってくると考える。

４．臨床推論と現場の看護

　ベナー博士は「臨床推論」についても講演された。今まで私の中できちんと「臨床推論」に対し学べてはおらず、イメージ的に「アセスメント」とほぼ同義語と捉えていた。ベナー博士は「全体像をみて臨床的な判断を行なっていく臨床推論」[8)]、「臨床経験に基づいて推論すること」[9)]「一般論で押し通そうとすると、適切な状況の把握はできないし、適切な介入ができないこともありえます。個々の状況に応じて、どのような状況にあるのかを見極める理解が必要」[10)]と臨床推論について述べている。そして、「実際の臨床の現場は何が起こるかわからないわけですから、その様な場面でこそ臨床推論は必要である」[11)]と臨床推論の必要性も述べている。また、このような臨床推論を実践するためには、「臨床的先見性」「臨床的把握」「臨床的創造力」が必要とも述べている。「臨床的先見性」とは、「臨床の場にあって聞いたり、見たりしていることが何をさしているのか、今後どのようなことが起きると想定できるのか、それを理解すること」[12)]、何がこれから起きるのかの可能性を予測できる先見性をさす。日常、患者との関わりの中で、身体面だけでなく、精神面でも患者はどのようになるだろうか？　と看護師は考えている。例えば、血圧測定をしても、少しずつ下がってきたら、今後患者の状態はどうなるか？　医師指示の昇圧剤を投与したらどのような血圧になり、尿量が変化するかなど、その血圧値の意味を日常考えている。また、精神面でも例えば、がんが発見された場合、患者に説明をしたらどのような態度をとられるだろうか？　など今後どのようなことが想定されるかを考えている。次に「臨床的把握」は、「臨床の場で起こる全体を理解する。その本質を理解すること」[13)]と述べている。これは、JNAラダーの４つの力「ニーズを捉える力」に当てはまると考えられる。この力の中ではニーズを「身体面（疾患や障がい、生活）、精神面、社会面、価値観や信条の側面、ケアの受け手の全体像」の６側面を指している。これらの側面から「患者の全体像」を把握することが「臨床的把握」であると考える。臨床推論は医師が注目する「身体面」だけではないことがよく理解できる。最後に「臨床的創造力」は、「患者に寄り添っていくことで得られる、創造していける力」[14)]「その場で何をしなければならないのか状況を理解したうえで判断して、行動に移すために重要なのがこの臨床的創造力」[15)]であると述べている。この３つの求められる能力の中でも「臨床的創造力を向上させる」ことが一番難しいかもしれない。この臨床的創造力を向上させるには、「経験」が大切であろう。人は様々なことを想像するのに自分の経験をもとに考えることが多いと考えるからである。例えば「自分はこの場合、このように感じたから相手も同じように考えるかもしれない」とか「自分はこのように考えたが、他の人はどう考えたのか？」などである。しかし、多くの患者と関わる職業の看護師ではあるが、自分自身の経験は多くの患者と接することを考えるとほんのわずかにすぎない。このわずかな経験から創造力を広げるのは難しいかもしれない。だからこそ、患者から学ぶのである。例えば、患者の死を受け止める家

族の思いは、自分の身内に死を経験していないとわからないのか？　これは、患者の死の場面に立ち会う看護師が、その場でどのような思いで関わっているかによって変わってくるであろう。看護師としての自分がその場に身を置き学ぶのか、ただ必要最小限の関わりをするだけなのか？　自分が関わった患者や家族から学び、自分が多くの経験をしたのと同様に学ぶことで、臨床的創造力が向上するのではないか？　ベナー博士が「クリニカルナラティブス」の学習効果や患者から学ぶことの重要性を説いているのは、患者との関わりから学ぶという意味であると考える。ベナー博士は、「専門家になるためには、実経験をしっかり経験することが重要です。現実の中に身を置いて、その中から、学んでいく。ですから、実践は、ただ単に知識の応用ではありません。実践をしていく中で多くのことを学ぶことができるし、学んだ事を実践することによって、さらにその知識は高まっていきます。つまり、実践はそれ自体の理由により物事を知るための手段となります」[16]と述べている。まさに、臨床的創造力を向上させるための手段である。

5．ベナー博士からの学びからの私の課題

　自分の看護師としての発達を、ベナー博士の看護論から振り返ると、私自身勇気がもらえたように感じた。自分が今まで患者に関心を持ち、関わってきたことが、胸を張って「看護」であると言えると思ったからである。梶原も「看護実践の中から見いだされたベナー看護論は、臨床で働く多くの看護師に励ましや勇気、自信を与え、優れた看護実践とは何か、看護師としての自分はどんな発達ができるのかを教えてくれた看護論です」[17]と述べている。私自身、無意識に看護を実践していたと振り返ることができる。長い看護師経験の中から、「看護師として当然行なう看護」と自然に思ってきた実践は、経験からの学びであった。また、熟練看護師になるためには、無意識に実践している看護の意識化をすることは、非常に大切である。この無意識に実践できていることが「看護」であることを価値付けし、現場の看護師に自覚させることはモチベーション維持にもつながると考える。また、今後の後輩育成には重要である。先述の「多忙な現場看護師が、業務しかできず看護ができない」と嘆く現状に対し、日々の関わりを振り返り、患者から学び、実践していくことは「看護」であると伝えたい。日々の患者との関わりは、看護師自身が患者の現実の中に身をおくことで、「業務」でなく「看護」に値することも現場の看護師に伝えたい。そして、自分の今までの経験を語ることは、人材育成に繋がり重要であることを私自身が意識していきたい。臨床推論やベナー看護論を看護師一人一人が理解できるともっと日々の看護の価値付けが看護師自ら行えるようになると考える。今後は、経験年数の長い看護師が熟練看護師になれるように、ナラティブによる「実践値の言語化」や経験年数の短い看護師が経験を共有することで臨床創造力の向上につながることを目的とした教育体制作りが私の課題である。

文献

1）パトリシア・ベナー：看護の達人への道―その先へ　臨床推論をどう進めるか，月刊ナーシング，38（7），学研，2018，p64

2）前掲書1）p50

3）前掲書1）p62

4）前掲書1）p63

5）前掲書1）p71

6）前掲書1）p71

7）前掲書1）p71

8）前掲書1）p60

9）前掲書1）p60

10）前掲書1）p60

11）前掲書1）p64

12）前掲書1）p65

13）前掲書1）p71

14）前掲書1）p65

15）前掲書1）p67

16）前掲書1）p64

17）梶原江美：看護の質評価、熟練看護師の無意識に実践している看護の意識化とその臨床知の伝承，熟練看護師から新人看護師へのフィードバックに有用なベナー看護論，現場の困ったを解決する看護理論，37（12），学研，2017，p137

講演会場にて
ベナー博士、田村さんと筆者

4）ベナー博士の5回にわたる来日講演からの学びとこれから先

城ケ端　初子

はじめに

　2017年10月、ベナー博士の来日講演を聴くために京都国際会館にむかった。参加者は聖泉大学大学院生と修了者および教員のメンバー構成であった。私は現在、大学院で教科目「看護理論」を教えている。これまで私が経験した3校の大学院の受講者の傾向は、看護基礎教育課程でナイチンゲールとヘンダーソンの看護理論は学んでいるものの、臨床で看護理論を活用してきた者はごく少数に限られていた。また、ベナー看護論を知る者はほとんどいなかった。そこで、授業に当って、院生個々の　①看護理論との出合いの状況。②臨床における理論活用の有無と状況を知ることから始めた。そして　③看護理論を理論として知るだけではなく、事例展開を通して学ぶこと。④関心のある理論をプレゼンテーション（以下プレゼンと略す）することとした。さらにもう1点加えたことは、⑤理論家の来日講演で直接理論についての講演から学ぶこととした。今回の講演も⑤で示した

学習である。理論家からの講演を直接聴いて理解を深めるだけではなく、人柄や雰囲気などに触れて一層理論を身近に感じて欲しいという願いからである。ここでは、私のベナー看護論との出合いとこれまで受講した5回の来日講演で学んだものについて触れたい。

1．ベナー看護論との出合い

　米国の著名な看護実践者であり理論家である、パトリシア・ベナー博士の看護理論に関心を持ったのは20数年前のことである。その頃私は、米国のG大学大学院修士課程（看護管理学コース）に留学していた。基礎科目としての「看護理論」を受講した。この科目は15回の授業の内、初めの2回は担当教授による授業であるが、後の13回は院生によるプレゼンの授業形態で、このプレゼンの中にベナー看護論があったのである。その頃私は恥ずかしながら、ナイチンゲールとヘンダーソンの理論は知っていたものの、ベナー看護論に関しての知識はほとんどなかった。

　プレゼンの1週間前に担当の院生から配布された部厚い資料には、必読資料としてベナー看護論に関する文献3編と資料として、ベナー看護論とはどんな理論か？　に始まり、プレゼンの進め方および評価について数枚に亘るものが添付されていた。私は早速、この資料と文献を読んだ。初めて読む理論は難解であったが何度も読みかえしてベナー看護論の概要がみえてきた。ここで技術習得に関する5段階を学んだ。院内教育における新人から達人への発展過程が、かつての自分の体験から浮かびあがってきた。ベナー理論が身近な形で私に迫ってきたのであった。その中でベナー博士は、熟練した技術の習得のための3つのポイントをあげていた。①実際に経験したことを次回に活かすこと。②部分ではなく状況全体をとらえること。③傍観者ではなく患者の状況にのめり込むことである。いずれもストンと腑に落ちた。ベナー看護論の重要性を痛感し、プレゼンが楽しみでワクワクするものを感じていた。これが私のベナー看護論とのはじめての出合いである。

2．ベナー看護論の学び

　帰国後私は2～3の病院の院内教育に関わる機会があった。その中で私は看護職を成長発展させる上での5段階を活用し、この理論の確かさを実感し実践に移すことができた。

　また、授業では前述のように院生がベナー博士の来日講演を直接聴いて学ぶことを加えた。こうして聴講の機会を作り、院生達と共に講演会に出かけたのである。

　これまでに私が受講した5回の講演は次のような内容であった。

1）テーマ：看護の達人性とエキスパートナースを育てる教育
　　　　　──ナースの臨床判断と医療エラー防止──
　　　　　2001.11（主催　エキスパートナース／照林社、京都国際会館）
　看護の達人性（Expertise in Nursing）の育成には、教育と実践における経験的な学びが必要

であり、達人レベルの看護実践に必要な科学と技術の知識を習得するだけでは不十分である。それに加えて患者の固有の問題や弱点に対応できる実践が必要である。つまり、看護実践の達人のもつ3つの能力は、①卓越した臨床判断能力、②看護業務の熟練したノウハウ、③状況に合わせたケアリングの技術であるという訳である。

　また、臨床判断は、ある特定の患者に関する時系列的な推論であり、科学的知識は不可欠である。したがって臨床判断に当っては、時系列的な理解をみながら追求することが必要になると博士は述べている。

　さらに、達人ナースの育成には、経験的な学習と実践知識及び理論知識が必要である。また、達人的看護には、卓越したケアリングの実践とすぐれた臨床判断が必要であるということである。臨床的現場における経験的な学習は、看護実践のわざ的な側面が使える良い環境であれば、大きな成果をあげることができると博士は述べている。

2）テーマ：Developing Cultural Conpetency in Nursing Education
カルチュラル　コンピテンシー（多文化対応能力）を育成する看護教育
2009.11（主催　第29回日本看護科学学会学術集会、幕張メッセ）

　"ナチュラル・コンピテンシー"という言葉は、国際化社会の今日では重要な言葉ではあるものの、まだ日本文化の中ではなじみの浅い言葉である。この講演で博士は、人間関係、コミュニケーションスキルおよびカルチュラル・コンピテンシーを学ぶことに重点をおいた米国のカーネギー財団の実施した教育研究の結果を発表したものである。この講演で、私は看護実践には段階を追った学習の重要性を痛感した。初めての学生が臨床把握ができるようになると適切な看護が見出させるようになる。そうなると教師は、関連した学習をさせ、治療方法や看護計画を認識できるように指導するが、この指導によって患者の病態や診断の学習や人間像及び看護過程の学習が必要になる。こうしたプロセスの中で、カルチュラル・コンピテンシーが必要になってくる。患者の文化的背景を考慮しない看護は、看護したとはいえないのである。このカルチュラル・コンピテンシーを学生に教えるために、まず文化を考慮したコミュニケーションスキルと人間関係スキルを提案する必要性を痛感した。国際化の社会にあって、異文化の学習の重要性が叫ばれている今日、学生にとってカルチュラル・コンピテンシーの習得は、看護する上で重要であると思われる。カルチュラル・コンピテンシーを育てるための教育として、博士は、①解釈の教授法、②形成の教授法、③脈絡付けの教授法、④パフォーマンス（実績）教授法の4つを提示した。カルチュラル・コンピテンシーは、重要なことでありながらこの能力を教師がいかに教授方法を工夫しながら学生に学ばせるかは、教師に課された課題であると考えている。

3）テーマ：看護教育と看護実践において、臨床的な知識を発展させるには

2011.11（主催　医学書院、京都国際会館）

　教室で学ぶことを臨床とのつながりで、臨床的な知識を発展させるためには、どのようにすれば良いかを考えさせられる講演であった。

　まず、ベナー博士は次のように述べていた。看護教育では看護職を教育する場合、看護職の特質は何かを考えて教授する必要がある。その代表的なコーチング、行動ステップの教育、経験的学習を掘り下げること、及び重要性・非重要性の認識力を教えること等があげられた。この内、コーチングは、看護職の特質を考えた教授法である。特にある状況下におけるコーチングが重要となる。また、臨床状況はどんどん変化していくので、その変わっていく臨床で何をどう教えるかが重要となる。また、その状況で最も大切なものとそれほど重要でないものは何かを識別できるように教えることである。従って、学生の識別力を延ばすことが大切で学生の臨床状況を見極めていけるようにすることである。次に行動ステップの教育には、教師も学生に取るべき行動ステップを指導する。3点目に経験的学習を掘りさげることである。学生には臨地実習を始める前の準備が必要で、ケア計画や学生の課題を知り、高度なものにしていく。また、技術面で必要なことは教室で学習させる。コミュニケーションを利用した事例研究を教室に導入することで、生き生きした授業も可能になる。さらに、経験的学習を掘り下げるために、実習後カンファレンスを行ない、経験したものを掘り下げると良い。学生は臨床で経験したことの振りかえりができ、他の学生と共有でき、実習前の計画と予定の変更についての意図的な振りかえりにつながり、学生達は今日の実践が明日どのように関連するのか考えることができるのである。

4）テーマ：看護実践における専門性

──ケアリング、臨床的論証、倫理──

2015.10（主催　医学書院、京都国際会館）

　看護実践における専門性、特にケアリング、臨床的論証、倫理についての内容であった。当日配布された資料の中で達人ナースになるための思考と行動[1] について次の4点をあげていた。

（1）看護実践の場における達人ナースの経験知の大切さ

（2）看護実践において、経験知を発展させるための臨床実践の理論的知識

（3）達人ナースは、臨床経験から得る経験知をもって、予測点に看護している。

（4）自分の経験知を他のナースへ臨床場面を通して教授することがこの役割である。

これらの中で経験の重要性、経験知に関することを事例をまじえての話をうかがった。

博士は、「良い看護実践を行うためには、看護職は実践者としての優れた理論的態度を発達させなければならず、科学的証拠と技術の発達がもたらす情報に基づいて、よい臨床診断が行われなければならない」[2] と述べている。

5）テーマ：看護の達人への道──その先へ：臨床推論をどう進めるか

　　　2017.10（主催　学研メディカル秀潤社、京都国際会館）

　　　内容については 3 の項で述べる。

3．看護の達人への道──その先へ；臨床推論をどう進めるか

　今回の講演について、私の関心は次の 4 点であった。

　1）経験に関する学習について

　2）看護スキルの獲得過程の 5 段階レベルの、達人レベルの先にあるものをどのようにとらえるか。

　3）臨床推論とは何か？　どう進めるか？

　4）臨床におけるナラティブの意義

1）経験に関する学習について

　初心者と経験のある看護師が、同じ状況を見ても見えてくるものが違うということである。経験のある看護師には、何が起きるのか予想する能力とそれに対応する能力がついてくる。看護実践分野では、エキスパートになるためには、経験に基づく学習が必要不可欠である。

　博士は、次のように述べている。まず、自分が「知っている」知識とある特定の事例において状況を把握した上で「どのように」「いつ」「なぜ」と統合しなければならない。看護基礎教育では、教室で理論的なことを学び、臨床ではここで学んだ知識はある特定の状況の中でどのように対応するのか、いつ対応するのか、何故そのような対応が必要であるのかを臨床の知識と統合することが必要である。この教室での基礎的な知識を臨床での知識と組み合わせていくことであるが、このいずれもとても大切なものなのであると。

2）看護スキルの獲得過程と達人レベルのその先をどのようにとらえているか？

　スキル獲得は Dreyfus モデルを活用して 5 段階のレベルを示している。

（1）初心者（ノービス）novice

（2）新人（アドバンスド・ビギナー）advanced beginner

（3）一人前（コンピテント）competent

（4）中堅（プロフィレント）proficient

（5）達人（エキスパート）expert

　この 5 段階の説明はここでは省略する。

　大切なことは、達人のその先に何があるのか？　である。博士によると達人のその先に熟達（mastery）1・2 が設けられていることであった。

①熟達レベル１．（マスタリィ１）Mastery1.

　熟練レベルとは、状況を理解するレベルと、全く異なるレベルに到達し意味の付加ができた段階である。また、葛藤や混乱に直面しても実践を続けていく可能性をも示せるレベルである。博士はICUに働く看護師の例をあげた。それは、ICUで最終的な緩和ケアを受ける状況にある患者にこれまでなかったケア、つまり患者に快適なICU環境に着目し、よい状態を整えるために室内の照明を変えたことや、終末期の患者の手を握ったりして環境のケアをしたというのである。こうして、混乱している患者をコントロールできることも大切なケアであるというのである。

②熟達レベル２（マスタリィ２）．Mastery2.

　熟達レベル１の上の段階であるこのレベルの達人は、革新的な実践のやり方を変えていく達人である。例えば、ナイチンゲールはこの段階の人である。彼女は環境に着目し看護実践のやり方を大きく変えた人である。臨床経験から学び新たな可能性を習得したことが熟達に達する可能性があるわけである。どんな状況の中でも想像力を働かせることがこのレベルの必要条件である。

　尚、熟達するために新たな可能性を想像するために求められるのは、次の点であると博士はいう。
①細かな注意力　②同調（患者と患者の状況に関与する技能）③好奇心
④患者と状況への反応性　⑤誤った認識に対して敏感であること。
をあげている（当日の資料から）。

　経験から学び、どんな可能性があるのかを想像できることまで出来る人であれば、初めから熟達レベルに達する可能性があると博士は述べた。つまりある状況の中で想像力を働かせることが、熟達レベルの必要条件であるという訳である。
そのためには、ある状況の中にあってあらゆる側面から注意を払い、その中での主要な点や重要点に気づいていく感覚が必要であるということである。

３）臨床推論とは何か？　どう進めるか？

（１）臨床推論とは何か？

　臨床における臨床推論は、どのようなものであるのか？

　これに対して博士は、臨床推論とは、刻々と変化する患者の状態を見極めることであるという。患者の状態が変化すれば医療側の理解も変化していくので、こうした全体を含めて臨床推論であると述べている。

　また、ベナー博士は、臨床推論について次のようにも述べている[3]。

　「臨床推論は、その瞬間だけを切り取った推論ではなく、流れの中で先を見越して推し量るものです。つまり、時間を経て変化を見ています」と。

　例えば、血圧は、時を経て変化していくことを見ていくがそれを推し量る必要がある。このよう

に、時間経過で変化することを推し量ることは、達人ナースが患者個々に合わせて看護する必要となると述べている。また、臨床推論には、一般論と特殊論との間で推論していくことが必要であるという。

　特殊論とは、個々の患者に合わせた状況、目前にいる患者についての推論である。つまり、臨床状況における理解である。こうして一人ひとりの患者に対して、どんな状況になるかを考えていくのである。あくまでも一般論で押し通すと、適切な状況把握も介入も適切にできないこともある。従って個々の患者の状況に応じて、どんな状況にあるのかを見極める理解が必要になると博士は述べている。

４）臨床におけるナラティブの意義

　ナラティブ（ストーリー）はどのような意味があるのか？　どのような意義があるのか？　ナラティブは、ただ単に何をしたかを説明するだけではなく、語り手が知覚したことを聞き手にストーリーの中で際立っていたことは何か、何が印象に残ったか、何がすばらしいことであったのか等を考えて語ることである。

　私が、看護教育を受けていた頃は、よく先輩の体験の語りを聞く機会があった。それは、院内研修会や病棟カンファレンスあるいは休憩時間などに、体験した事例で、自分が何を考えてどのような行動をしたのかと、細やかな内容を語って聞かえてくれた。

　私達新人は、先輩の話を聞いて、看護の奥深さや看護師の役割など心にきざみ、いい看護師になろうと思うのであった。今振り返ってみると、貴重な学びの場であったと思える。これからもこうしたナラティブの機会を設けていきたいものである。

　エキスパートになるためには、経験を重ねることが重要で、実践することは知識の応用ではなく、現実の中に身をおいて、そこから学んでいくことであり、学んだことを実践してさらに知識を深めることになるという関係である。こうしてみると、実践は、それ自体の理由にストーリーを知った時、手段を得ると博士は述べている。

おわりに

　５回に亘るベナー博士の講演を受けたが、どの回も会場は満員の看護職者であふれ、私も力強い熱気あふれる内容に感動し、いつも元気を頂くことができた。いつの場合も会場には博士のご主人が着席されていて、講演する博士を見守っておられ、健康を気づかわれると共に信頼関係に結ばれているご夫妻の姿をうかがうこともできた。家庭をもちながらしかもいくつかの病気を背負いつつ仕事を続けている私にとっては、お二人の姿に強さを感じると共に励まされ、うれしい思いになるのであった。

　博士はいつも講演の始めに文化のことについて話される。

日本文化の中で生まれ育った私たち、日本の看護職は、他国の人達に比べて優位にあると。今回は茶の湯を例にあげ、練習しなければ熟練の域には行けないことを話された。何年もかけてお茶の方法を練習を重ね、楽しみながらお茶を頂く技術を身につけることで達人の域に達することができるのであると。来日講演では、よく例としてお茶や生け花などの技法や合気道、武道を熟練する文化があることから話が始まる。これらの技能の学習者は忍耐強い学習で技能を習熟し、具体的な状況に対応できる達人の身のこなしを習得し、結果として独自の状況に対応できるようになっていく。そして茶道の達人になると所作を見ただけで誰が新人であり、中堅であるかを見分けられるようになると、日本文化を使って説明されたことがあった。いつも、ここで日本文化の良さを思い知らされ、私がこれまでに体験してきたお茶や生け花の修得過程を振りかえり、看護と共通していることを確信させられるのであった。日本文化をベースにしつつ、ベナー看護論を事例を用いつつ話される講演は、分かりやすく、自分の心に迫ってくるものを感じ、理論を実践に活かすことを心に誓ったものである。これからも、ベナー看護論について、大学院生や臨床にある看護職の人達と共に学習を続けていきたいと考えている。

文献

1）当日配布資料
2）パトリシア・ベナー他、早野ZITO真佐子訳：ベナー看護実践における専門性―達人になるための思考と行動　医学書院　2015　p13
3）ベナー博士スペシャルインタビュー：「臨床推論」と「達人のその先」へ、リーフレット

5）Benner看護論との出会いを通して

田村　聡美

はじめに

　パトリシア・ベナー博士は、「ベナー看護論――初心者から達人へ――」、「ベナー看護ケアの臨床知――行動しつつ考えること―」を始め多くの著作や論文で世界的に有名な看護学者である。大学院の授業で、担当教授の城ヶ端先生よりパトリシア・ベナー博士の来日講演があるから是非参加して、直接講演を聴講にいきましょうと声をかけていただいた。パトリシア・ベナー博士って、もしかしてあの看護理論家のパトリシア・ベナー博士？　いや、そもそも、そんな偉大な看護理論家が実在するのか？　しかも来日できるほど、お元気なのか？　など様々な事を頭に巡らせながら、信じられない気持ちでいっぱいになった。看護理論の初学者である私は、当時授業で使用していた医学書院から出版されている「看護理論家とその業績　第3版」を手に取った。講演会資料の写真に比べると少し若い印象であったパトリシア・ベナー博士が載っていた。看護理論の授業で城ヶ端先生より教示していただいた「初心者から達人へ：臨床看護実践における卓越性とパワー」の著者

パトリシア・ベナーである。フローレンス・ナイチンゲール、ヴァージニア・ヘンダーソンと並ぶ偉大な看護理論家の一人で、そのような偉大な先生の講演を直接聴講できるとは夢のような話であった。

ベナー看護論について

　講演申込を終え、早速パトリシア・ベナー博士の著書一覧を確認した。多くの著書の中から、「ベナー看護論　新訳版　初心者から達人へ」か「ベナー看護ケア臨床知　行動しつつ考えること」が目に入った。悩んだ末、「ベナー看護論　新訳版　初心者から達人へ」を購入した。淡い鶯色の表紙が優しい印象で素敵だと感じた。この本は、井部俊子先生が監訳されており、看護の表現がしっくり伝わってきた。多くのケースが示されたあと内容が要約されており、臨床の様子がありありと伝わってくる。パトリシア・ベナー博士は技能習得に関するドレイファスモデル（Dreyfus Model Skill Acqusion）を看護に応用された。このモデルは、学習者が技能を習得していく過程で5段階の技能習得レベルを経ていくことが述べられている。改めて、技能習得に関するドレイファスモデルを臨床現場の看護師に当てはめてみると、確かにその通りだと実感することができる。初心者レベル（Novice）では気づかないことも、同じ場面に遭遇した新人レベル（Advanced Beginner）1人前レベル（Competent）中堅レベル（(Proficient)達人レベル（Expert）では、気づきが違い、見えているものが各レベルによって違ってくる。例えば、ナースコールがなり、同じ病室に入っても、新人レベルの看護師は、患者の訴えたことのみに対応してくるが、1人前、中堅、達人看護師になるにつれ、同じ病室に入っても見えてくるものが違う。患者が訴えなくても、お茶が手に届く位置にあるか、寝具が乱れていないか、患者が訴えなくてもそっと療養環境を整える事ができる。また、パトリシア・ベナー博士は、看護理論と実践の統合に泳ぐことを例に示されている。実践に生かす看護理論19[1)]には、実践的知識と理論的知識について次のように述べられている。実践的知識とは、泳ぐ方法を学んでいなくても、川や海、プールに親しみ川に潜ったりしているうちに自然に泳げるようになることである。理論的知識とは、看護や視覚材料を通じて学ぶ理論や根拠であり、たとえ理論的知識が十分にあったとしても水に入ってすぐには上手に泳ぐことはできない。理論的知識を持ちながら、何度も川の中で実践を繰り返せば、より一層高度で自分なりの泳ぎ方ができるようになる。それが、理論と実践の統合である。このたとえは、初学者の私にとってとてもわかりやすく腑に落ちた。こうして、パトリシア・ベナー博士の講演前にベナー看護論を学習し、講演会当日を迎えた。

パトリシア・ベナー博士来日講演当日

　2017年10月14日、京都国際会館アネックスホールで行われた。できるだけ近くで講演を聴講したいと考え、少し早目に会場入りしたが、すでに多くの方がおられ、関心の高さが窺えた。少しでも

中央の席に座ろうと思い、席を探し、ホール中央くらいに座ることができた。パトリシア・ベナー博士は会場に入ってこられた時から柔らかい空気に包まれているようで、優しく穏やかな人柄であると感じ、魅了された。英語のわからない私には、パトリシア・ベナー博士の言葉は同時通訳を介さなくてはわからないが、檀上で語られる一つ一つの言葉が生きているように、すっと心に入っていく感じがした。そしてドレイファスモデルやナラティブについて、ご本人より教示していただく機会となり、自分の中では特別な看護理論となっていった。城ヶ端先生が、看護理論家などの講演は、直接聞く機会があれば、ぜひ聴講するべきです。と言っていただいた意味はこういうことかと感じた。パトリシア・ベナー博士は、ドレイファスモデルについて、初心者から達人まで詳しく述べ、「どのレベルにおいても好奇心をもって色々なことを探っていくことが大切である」と言われたメッセージが心に響いた。また、パトリシア・ベナー博士は多くのナラティブを語ってくださった。ナラティブはその特性から3つに分類されると述べられていた。①学習のナラティブ②恒常的かつ、持続的なナラティブ③ブレイクダウンとエラーのナラティブである。実践の中から、常に振り返り学ぶことこそナラティブの力であると伝えてくださった。私たちは看護師として、日々多くの実践の中から学びを得ている。それらを丁寧に紐解きながらナラティブを語りで伝えていくことで省察（リフレクション）につなげていくことが必要である。語り伝えることの大切さを学んだ。

　パトリシア・ベナー博士の講演会の休憩時間に、思いがけないタイミングで廊下の先から博士が歩いてこられた。正直に書き添えると、もしかしてここを通ってこられるのではないかと目論み廊下の先を眺めていた。廊下の向こう側から歩いて来られたパトリシア・ベナー博士に勇気を出して声をかけた。「Excuse me…Please Photo…」と知っている限りの英単語を並べた。パトリシア・ベナー博士は、カメラを持ち呟いている私を見て笑顔で頷き一緒に写真に写って頂いた。ひと時の関わりであったが、博士の優しい人柄に包み込まれるような気持ちであった。言うまでもないが、この時の写真は私の宝物となった。

「ベナー・ルーベル　現象学的人間論と看護」

　今回の講演会をきっかけに、パトリシア・ベナー博士の著書に、もっと触れたいと感じるようになった。そのように考えていた矢先に大学院で現象学を学ぶ機会があった。現象学の授業で使用した本が「ベナー・ルーベル現象学的人間論と看護」であった。授業では1章ずつ精読し解釈を考えながらディスカッションしていくスタイルで授業が進められた。この本は、私にとって読みにくく難解な表現との格闘であった。看護教育の連載に、「ベナーに恋した哲学者と読む、ベナーがわかる！腑に落ちる！」には次のように述べられていた。「ベナーが難しい理由の一つはその理論の背景に現象学という哲学があるからです。現象学は、20世紀初頭にドイツ系の哲学者フッサール（Edmund Husserl, 1859-1937）によって創始され、ドイツの哲学者ハイデガー（Martin Heidegger, 1889-1976）や、フランスの哲学者メルロ＝ポンティ（Maurice Merleau-Ponty, 1908-1961）などによっ

て独自の仕方で受け継がれて展開し、現代哲学や現代思想、さらには社会学、教育学、宗教学など
に大きな影響を及ぼした哲学の一流派ですが、私は幸い、この現象学を専門にしていますので、ベ
ナーのテキストを読むと、その哲学的背景がよくわかります」[2]。ベナー看護理論の背景に現象学？
そもそも現象学って何？　哲学って？　という疑問を感じた。「ベナー・ルーベル現象学的人間論
と看護」は約450ページにわたり、現象学を理論的背景として述べられていく。私にとっては、今
まで読んだパトリシア・ベナー博士の著書の中で一番読みにくいと感じた。重厚な本は、無意識の
うちに枕となっていることがあったが、何日もかけ少しずつ精読していった。第1章「気づかいの
第一義牲」と第2章「人であるとはどういうことか」は特に難解であったが、院生とディスカッショ
ンしていく中で腑に落ちることがいくつもあった。ベナー看護理論の奥深さを感じた一冊であった。

おわりに

　パトリシア・ベナーは、看護師が日常的に行っている看護実践を解釈的現象学の手法を用いて分
析を行ってこられ、ドレイファスモデルの技能習得モデルを用いた看護師の発達について述べられ
ている。また、患者ケアの実践を明らかにするために、看護場面を観察し、看護師の面接を通して
看護師の能力を31に特定し、7領域にわけて述べられている。これらは、看護師の教育プログラム
の活用や、実践知の伝承など現場で多く活用することができる。実際にパトリシア・ベナー博士の
講演を聴講し、パトリシア・ベナー博士の人柄に触れたことで、私にとってベナー看護論は特別な
ものとなり、より多くの学びを得たいと考えるようになった。ベナー看護論についてまだまだ知ら
ないことが多い。パトリシア・ベナー博士の顔を思い浮かべながら一緒に撮っていただいた写真を
胸に、これからも勉強し看護理論についての学びを深めていきたい。

文献

1）城ヶ端初子：実践に生かす看護理論19，サイオ出版.

2）榊原哲也：第1回哲学者とベナーを読む，看護教育2018．MAY．Vol.59 No.5，398-403.

3）パトリシア・ベナー，井部俊子監訳：ベナー看護論　新訳版　初心者から達人へ，医学書院.

4）パトリシア・ベナー，ジュディス・ルーベル，難波卓志訳　現象学的人間論と看護，医学書院.

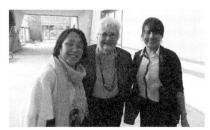

講演会場にて
吉永さん、ベナー博士と筆者

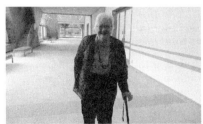

ベナー博士

6）ベナー看護論の「人間」とは、の捉え方を学ぶ

齊藤　京子

1．日本人の文化的心理「甘え」

　昨今、訪問看護の場面でも看護師のクリニカルラダーを使用し実践能力評価を行うようになってきている。ベナーの看護論は日本のキャリア開発に深く影響を与え、看護論について詳しくは知らなくても、看護界において「ラダー」という言葉は馴染み深く浸透している。その影響を、今日も与え続けているベナー博士が来日される事を知った。恩師の勧めもあり、講演を拝聴する機会に恵まれた。まさか、学生の頃に聞いたことのあるベナー博士を間近に見る機会に恵まれようとは想像していなかった。英語が苦手な私にとって、理解できるのか不安な気持ちと、初めて海外の理論家に会える事に興味津々な思いでその日を迎えた。

　登壇されたベナー博士は、笑顔が優しく、話し方もゆったりと余裕のある方だなという印象であった。ベナー博士の発言の後に逐次通訳が行なわれ、慣れない体験に戸惑いながらも、少しでも聞き逃すまいとの思いで望んだ。最初に日本の文化に触れ茶道の世界を例に出し、日本人は1杯のお茶に10年かけてスキルを学ぶ。海外ではそのような発想はなく、日本独自の文化の中に、日本人的心理の特質、「甘え」がいろんな場面に現れている、と説明があった。この「甘え」があるという指摘に、内心「えっ、どういうことだろう」という疑問が湧いた。私の日本人としての概念は真面目で勤勉家であり、人様への気遣いや秩序を大事にする。反対に、「甘え」は人様に頼りっ放しで依存している世界、わがままな子供じみた印象である。全くないとは言わないが、基本的な心理と言われると、日本人である私の中にも「甘え」があるのかと訝しく思った。その点について講演後に会場から「甘え」についての質問がなされていたが、ベナー博士は微笑しながら「私が学びたいくらいだ」と茶目っ気たっぷりな応答で終わった。ますますどういう事だろうという思いが湧いた。終了後、講演会スタッフより、「甘え」について知りたい方は土居健朗先生の「甘えの構造」を参考にしてくださいとのアナウンスがあった。

　講演が終わっても日本人の文化的心理に「甘え」があるとはどういう意味なのだろうと頭にずっと残っていた。これまでにも看護理論はその土地の文化や歴史によって必然的に生まれてくるものだと学習していた。ベナー博士も講演の中で話されていたが、この「甘え」はあまりにも日本の文化の中に根付いているため気づかれないとのことであった。この「甘え」があるからこそ日本の看護は世界に比べても有利なのだとも語っていた。どうも日本人への否定的な発言ではなく「甘え」があるからこそ羨ましい、と言う感じである。日本人の文化的心理を世界の人はどのように見ているのか、日本人である私が日本人の事をよく知っていると思っていたが、違う様だと感じ日本人が自覚できない「甘え」とは何なのか興味を惹かれた。

　後日、早速「甘えの構造」を購入し読み始めた。少しベナー博士の話からは逸れるが、精神科医

である土居健朗氏の「甘えの構造」は昭和46年に初版され、世の中にそもそも「甘え」とは何かについて物議を醸し出し討論をへて土居氏の持論が一般の認めるところへと確立されている。私の読解力では追いつかない難書であったが、「甘え」という心理は世界共通ではあるが「甘え」という語彙は日本にはあるが世界にはない。その国の国語は国民の心理を投影しているため「甘え」に関する語彙の多さは日本人の心理を表現している。文化的条件づけられた受身的愛情希求が「甘え」であり、日本では文化として依存的な人間関係が社会的規範の中に取り入れられている。それが当たり前となっているため気づかない。日本人の道徳観である「義理と人情」や「内と外」「同一化と摂取」などにおいて甘えの世界を説明しており、大変読み応えのある内容であった[1]。甘え＝未熟な人間という単純な見方ではなかった。その「甘え」を当たり前としている文化があるからこそきめ細やかな気遣いができる。この気遣いに対する高い感度が根本的に備わっている日本人の心理やそれを育んだ文化に対して「私が教えて欲しいくらいだ」というベナー博士が発した言葉のニュアンスに含まれていたのだと感じた。ベナー博士が発した一言から、私自身が自覚できなかった日本人の文化的心理を深く学ぶことができた。

　日本の看護について、ベナー博士は「甘え」の文化的心理を持っていること、これはお互いに依存し、お互いに助け合って、そしてお互いに尊重しあっていく文化があるということ、その文化の中で、行っている看護の実践は非常にスキルレベルの高い看護実践である。患者の細かい心の動き、心配、懸念などを、しっかりと理解し、それに適切に対応している。そのことで患者は安心し、勇気づけられている。このような実践が功を奏すると、人間関係もうまくいき、患者を巻き込んだ形の看護になるので、患者自身が看護に協力してくれるようになる。患者にしっかりと寄り添い、積極的に関わっていくことは、達人になるための中心となるポイントである、と述べていた。日本人は人の顔色をよみとり懸念を察してケアすることに長けているのかもしれない。しかし、患者に寄り添いたくてもうまくいかないこともある。そのような時、何故ケアしないといけないのか？　という疑問が湧き上がってくる。大まかに大事な部分は納得できるが、やはりすっきりとしない気持ちも残っていた。

2．現象学的人間観からベナー看護論を考える

　ベナー博士の講演を聴き終えた後も、何となく分かったような分からないような思いで過ごしていた。たまたま大学図書館で現象学的視点からベナー看護論を解説している雑誌に目がとまった。講演会後でもあり、興味を惹かれ読み進めた。そこには、ベナー博士が人間は根本的にどのような在り方をしているのか、人間をどのように捉えているから自身の看護論に結びついたのかが解説されていた。そこには、人間存在論をベースに、病を持つ意味経験を根本から知るために現象学という哲学によって、意味を帯びた「病」と「疾患」を経験する人間のあり方を理解するための「現象学的人間観」について記載されていた。現象学的人間観には、「身体化した知性」「背景的意味」「気

づかい/関心」「状況」「時間性」の視点を詳しく記載している。この５つの視点で患者を見ていけば、その患者が疾患によってどのような意味を帯びた病を経験しているのか、その患者の病の意味をよりよく理解できるようになると説明していた[2]。

　一つ一つ読み進めるたびに、これまで考えてこなかった人間の理解の仕方というものを、哲学的視点で読み取る難しさと面白さを味わった。その後にベナー博士が述べている看護論を読むと、現象学的視点から新人から達人になるまでの経験の意味を捉えた看護論の構造がこれまでとは、違った意味で理解できるようになった。ベナー博士の看護理論の理解にまた一歩近づけた思いがした。看護理論は受講しただけでは理解が難しく、さらに突き詰めて学んでいくことの大事さ、面白さを知った。

３．自身の看護実践を振り返って

　９年間の病院勤務を経て訪問看護の世界に入った。初めての同行訪問時、何もかもその場で判断し流れるように行動する先輩看護師を見て、圧倒され、訪問看護師の姿に感動したのを覚えている。そこに達人看護師の姿を見ていたのだと思う。一人で訪問し始めた頃は、病院勤務で培った看護の自信は、利用者からのお叱りを受けるたびに段々と影をひそめていく一方であった。経験だけでは看護できないことを痛感させられ、研修参加に必死であった。その頃が訪問看護においての新人看護師の時期であったのだろう。さらに、経験を積んでいくと利用者のことを知っているのは誰よりも私であり、知らないでは済まされないという思いから責任感が生まれた。より良い看護を提供しないといけないとの思いから、さらに学習へと駆られた。この時期はいわゆる一人前の時期であった。しかし、学習は積んでも実際にはうまくいかないことが多かった。医師ともぶつかることも多かった。知識を積んでも看護をしているという実感がわかない、不確かな時期であったと感じる。そうして20年が経過した。知識習得と実践とを繰り返し、悩みながら達人の域に少しは達している部分があることにも自負はある。ここまで振り返って看護師の達人レベルに到達するまでに何と時間のかかったのだろうと思う。社会へより良い看護をスピーディに提供するためにも、看護教育のありようが大事で、個人の紆余曲折をできるだけ少なくし、組織的に継続教育を行なっていくことの大切さを改めて感じ、ベナーの看護論をベースに作られたクリティカルラダーについて理解が深まった。

　さて、達人になることが最終段階ではない。これから熟達－１熟達－２の段階が待っている。ここに向かって自分を磨いていく指標があるのはイメージがつきやすい。具体的に熟練のレベルは新たな実践の世界を開示することだとベナー博士は述べている。例としてヘルスケアを病院やクリニックだけに留めておかず、ショッピングモールなどで簡単に受けられる、予防に主眼を置いた新しい健康文化を作ってはどうかと提案されていた。

　経験から学び、どのような可能性があるのか想像していくことが、熟達レベルの必要条件。細か

いことにしっかりと気づく、認識する、状況を把握することは非常に重要と述べていた。

４．臨床推論について

　ベナー博士は、刻一刻と変わっていく臨床現場において、主要点を見極める感覚が重要であると述べていた。理論や科学から学んだ知識を実際に現場で使用し、状況に応じた行動が取れて初めて、主要点を見極める能力がつく。長い時間をかけて経験に基づいて臨床の知識を獲得していく。実際の一人一人の事例から学び、継時的に患者の状況がどのように変わっていくのかをしっかり理解して、そこから学んでいく。介入によって状況がどのように変わっているのか、病態そのものがどのように変化しているのかアセスメントすることが重要だと述べている。

　臨床推論を身につけていくためには、ナラティブの形で事例を通して学んでいくことも一つの方法と述べていた。実際に経験しているものでしか、その経験の意味を語ることはできない。良いナラティブも失敗のナラティブも全てが学習となる。経験を語り同僚と共有することによって将来的に状況を改善することに繋がる。私自身、日々の看護実践を振り返り語りながらその意味を記録に残すことの意識が高まった。ベナー博士の看護論に照らし合わせながら日々の看護実践を点検し同じ目線に一歩でも近づきたいとの思いに至った。

５．パトリシア・ベナー博士講演に参加して

　英語は聞き取れなくとも、その生の姿や声から伝わってくる看護を言語化し記述し、さらに新しい看護の文化を作っていく人のすごさを肌で感じた。日本という狭い中での看護の視点から、国際的に活躍する看護理論家の講演は広い視野を与えてくれた。

　また、これまで、あらゆる看護理論について学習したいと思っても、理解するには難しく、いつも途中で挫折を味わっていた。今回、講演会に参加し、直にお会いする機会に恵まれたが、貴重な体験だけで終わるのではなく、振り返りの執筆依頼を受け、まとめることでより深く理解する機会を持つことができた。日本の文化だからこそ生まれる看護とは何か、一歩ずつ深めていきたいと思った。

文献

　１）土居健郎：「甘えの構造」弘文堂　1920
　２）柳原哲也：第１回哲学者とベナーを読む　看護教育　医学書院　2018　P398-403

7）パトリシア・ベナー博士から学んだ、看護師を育てるということ

漆野　裕子

Ⅰ．はじめに

　医学書院の主催でパトリシア・ベナー博士の来日講演会が横浜、京都会場で開催された。私は2015年10月18日に京都会場で受講した。テーマは「看護実践における専門性──ケアリング、臨床的論証、倫理──」であった。初めて同時通訳を介しての講演を聞いたので慣れるまで少し時間がかかったが、パトリシア・ベナー博士は身振り手振りを交えて話され、熱心に伝えようとされている様子をとても感じた。講演の際には、多くの事例や実際に経験した場面等を具体的に示され、理解しやすく記憶に残る講演であった。

Ⅱ．講演の内容で印象に残ったこと

1．達人ナースの臨床世界とスキルについて重要な側面[1]

　ベナー看護論の中では「達人になると、自分の状況把握を適切な行動に結び付けるのに、もはや分析的な原則（規則、ガイドライン、格率）には頼らない。達人看護師は膨大な経験を積んでいるので、多くの的外れの診断や対策を検討するという無駄をせず、一つひとつの状況を直感的に把握して正確な問題領域に的を絞る」[2] としている。

　講演では、達人ナースは患者の反応に合わせて微調整し順応した臨床把握と実践ができると話されていた。具現化されたノウハウはダンスにも例えられる。つまり、相手に合わせどうダンスを踊るか、どうすれば良いかが感覚的にわかるというようなことである。それは瞬間をとらえたものではなく、大きな絵を見るかのように全体を見ることができる。情熱と熱意を忘れず研鑽し、それによるスキルを伴ったノウハウが必要である。

　臨床における先見性は経験から効果的に学ぶことで進歩する。それは、経験あるいは理論や科学からの知識を、状況に合わせて用いることで創造力に富んだ実践力を育むことができる。

2．臨床実践において臨床的知識を発展させるために求められること[3]

　経験を重ねるということは、同じポジションに長くいることとは違う。オープンな心で、気配り・反省・意欲を持ち学習する意欲がなければならない。経験による学習を積極的に受け入れる態度があれば、経験で学んだことを通じて臨床判断の正確さを増していくことができる。経験から学ぶということは実際の臨床の場では予期していなかった反応や、過失、期待に応えられない体験もあることを示唆している。

　「すべての看護師が達人になれるわけではない。しかし、達人看護師の卓越した看護実践の説明は、一人前レベルの看護師の新たな臨床の可能性を与え、中堅レベルへ進む手助けになるかもしれない。

自分の看護介入が効果をもたらした臨床状況を達人が説明できれば、実践に埋もれている知識の一部が明らかになる。そして、知識が明らかになることで、専門的技術の向上と（社会的）認知を高めることが可能になる」[2] とある。新人に臨床的知識全てを教えることはできない。そのため、新人は何を学ぶ準備ができているか（レディネス）を把握することが必要である。

　個別的（具体的）事例と状況について何を学んだかを振り返ることが必要である。体験を検討していく中で、新たに生じる疑問と突き合わせていくことで発展し、検証されていく。また、実践をグループでともに学びあうことも重要である。

3．臨床実践の論理では、一般的事例と関連させて個別的（具体的）事例を理解することが必要[4]

　臨床は一枚の写真ではなく動画であり、常に変化している。経時的にどう変化しているのかの気配りが必要である。科学から得られた情報を利用しているが、科学をしているわけではないことに注意が必要である。臨床的論証では、特定の臨床状況の変化や、その患者についての臨床的な理解の変化を、経時的に論証する。個別のケースが標準とどう違うか、または類似しているかを比較する。実践を体験すれば類似性や相違性が分かるようになってくる。そして、十分な注意が必要であることなどをそこから学び、次からは早く報告を出せるようになる。例を挙げると、達人看護師は患者の微妙な生理的変化が分かる。バイタルサインが著しく変化する前にショックに陥りそうな前兆を察知することができ、緊急蘇生術の必要があるかどうかを鑑別することができる。これらの洗練された能力は、長い間直接患者を観察し、ケアの結果もたらされたものである。

4．熟練した倫理的態度[5]

　善の概念と臨床判断が結びついている。道徳的な主体的行動力・スキル・個性は密接に関連している。例としては、ある患者が病室にコーヒーメーカーを持ち込みたいと申し出たが、病院の規則では持ち込めないことになっていた。その患者は度々病棟でトラブルを起こす患者であった。看護師はコーヒーメーカーを持ち込むことを熟考の上、臨床的想像力に基づき許可した。社交性を高めると判断したのだ。その結果、患者は精神的に安定し、来客にコーヒーを振る舞うなどし、精神的にとても安定した。コーヒーは本人にとってとても重要なものであったのだ。看護師は倫理的な関わり方、気配り、好奇心、熱意を持つことが必要である。

Ⅲ．質疑応答から

　自分たちと同じ大学院生からの質問があった。臨地実習の担当教員をこれから初めてするので、アドバイスがほしいという内容であった。パトリシア・ベナー博士は、ある教員と学生との関わりを例に出して話された。ある教員が知識をとにかくたくさん与えようと学生に関わったが、学生はついていけなかった。臨地実習に行ったとき患者さんと関わる教員の様子を学生が見て、先生に「こ

ういう風に看護を教えてほしかった」と言った。特にこれから初めて臨地実習での担当をするので
あれば、常に学生と一緒に学び対話する姿勢が必要であり、好奇心・オープンな心・気配りを忘れ
ず頑張ってくださいと言われていた。私自身も質問者と似た立場にあるため、ベナー博士が言われ
たことを忘れず学生と一緒に学んでいきたいと思った。

Ⅳ．おわりに

　大学院に入り看護理論をもう一度学ぶまで、看護理論家を身近に感じることはほとんどなかった。
大学院在学中にパトリシア・ベナー博士の講演を聞く機会が得られたことをとても幸せに思う。今
後もこのような機会があれば積極的に参加したいと思った。私は英語が得意ではないが、いつか通
訳を介すことなくベナー博士の生の言葉で、講演内容を理解できるようになりたいと思う。

文献

　1）配布資料，看護実践における専門性―ケアリング、臨床的論証、倫理―，P5
　2）パトリシア・ベナー，井部俊子訳：ベナー看護論　新訳版　初心者から達人へ　医学書院　2010.
　3）前掲書1）P7
　4）前掲書1）P9〜13
　5）前掲書1）P26

8）パトリシア・ベナー博士来日講演会での学び

寺澤　律子

　10月14日、国立京都国際会館で開催された、パトリシア・ベナー博士来日講演会を受講した。今
回のテーマは「看護の達人への道──その先へ：臨床推論をどう進めるか」である。2011年と2015
年に来日された際の講演会も受講した経験があり、私にとって今回の受講は3回目だった。ちなみ
に、2011年のテーマは「看護教育と看護実践において臨床的な知識を発展させるには」、2015年のテー
マは「看護実践における専門性、──ケアリング、臨床的論証、倫理──」であった。
　ベナー博士は看護師の成長のプロセスや、看護実践における技能をどのように習得しているのか
についてドレイファスモデルをもとに5段階で表している。過去に受講した2回の講演会でも序盤
に技能取得のドレイファスモデルについて話をされている。パトリシア・ベナーの技能取得のドレ
イファスモデルについては、勤務している病院施設内の教育委員を担い始めた15年ほど前に知り、
著書である「ベナー看護論──達人ナースの卓越性とパワー」に、難しさを感じながらも理解しよ
うと同じところを何度も読み返し、読み終えるまでに長く時間を要した経験がある。そして、院内
のクリニカルラダーを作成するに至った。これらのことを含めた一連の院内教育に関する経験が、

私が看護教育に感興を覚えた動因となり、そこにはパトリシア・ベナー博士の看護論の存在がある。過去にパトリシア・ベナー博士来日講演会を受講した時は、受け身の状態で聴講し、「なるほど」と少し何か得たような感覚であったが、今回の3回目の受講に至っては、これまでの看護教育に関する経験の積み重ねに加えて、看護教育学について専門的に大学院で学び始めたことも相まって、ベナー博士が話された内容や、資料に書かれていること、質疑応答の質問内容について自分なりの意見を持ちつつ、前のめりに聴講していたと自覚している。

【講演の内容で特に述べたいこと】
①ケアリングと日本の文化について

　ベナー博士は、看護をケアリング関係であり、「つながりや関わりを可能にする条件である」と述べている。また、ケアリングについては、気遣いや関心を持って接することから始まり、看護を提供する過程で他者と関与し、他者に看護を提供することで自身の意欲向上につながり、自己研鑽につながるという一連の過程であると述べている。ベナー博士によれば、看護実践は、健康、病気および疾患の生の体験と、これらの3要素の関係についてのケアであり、学習であるということである。患者の持つ意味の世界と巻き込まれている状況を理解し、その状況の中での可能性を広げ、新しく意味付けられて世界を再建できるよう、気遣っていくことであると示している。講演では、ケアリングに最も重要であるのは、実際に何を大切にしているかということと、看護は熟練したケアリング実践の育成を必要としていると述べられていた。「何を大切にするか」は信念や精神的なものであり、文化的なものでもあるということであった。かつて、看護倫理に関する講演会でアン・J・デービスが日本文化に根ざした看護倫理について述べられ、私は看護と文化に強い関係性があることは理解していた。今回もベナー博士は、日本人の根底には日本の文化が存在しており、それは「甘え」であると述べられた。初め、この「甘え」と聴いたときは、「甘え」という言葉に疑問とやや否定的な印象を持ち、日本人である私たちの根底にある甘えとはなんだろうかと考えた。調べてみたところ、この「甘え」というのは「人の好意をあてにする気持ち」ではあるが、それはネガティブに捉えるものではない。日本の文化である「甘え」とは、土居健郎氏の著書である「甘えの構造」（1971年）に裏打ちされたものであった。土居氏によると、「甘え」は日本人の心理と日本社会の構造をわかるための重要なキーワードだという。甘えとは、周りの人に好かれて依存できるようにしたいという、日本人特有の感情だと定義している。日本人の根底にある「甘え」が人間関係を構築させる上での潤滑油となり、集団としてのまとまりが保たれ、発展が支えられてきたという良き「甘え」であるということであった。これは欧米にはない日本特有の文化であり、この「甘え」を表す英単語は存在しない。実際、ベナー博士も「amae」と発音されていた。看護において熟練したケアリングを実践するためには、看護の対象である患者に関心を持ち、寄り添い、人間関係を構築し、患者を取り巻く環境を含め、全体的に理解することが必要である。実際、私も臨床で

患者やその家族を理解する上でコミュニケーションを通して訴えに傾聴し、共感の姿勢を示す。私は、患者や家族に共感していることをわかって欲しい思いがあり、患者や家族も自らをそのコミュニケーションを通して共感して欲しいと思い、看護師が共感してくれているのかどうか確認をしていることが考えられる。その共感を確認するお互いの作業の繰り返しで、信頼に裏打ちされた人間関係が構築されていくのではないかと考える。それが日本の文化の根底にある良き「甘え」であると思われる。

　私たち看護職は日本の良き「甘え」の文化が根底にあることを正しく理解した看護実践が重要であることがわかり、あらためて私の経験した看護の現象を振り返る機会となった。

②経験から学ぶ

　ベナー博士は、「各状況において『どのように』、『いつ』、『なぜ』を知るためには、実践からの直接的な経験に基づく学習を必要とする」と述べられていた。経験から学ぶことは、看護師のスキルアップには不可欠なことであり、これはあらゆる実践分野にあてはまるとのことであった。熟達するには、ハイレベルな経験が必要であるとベナー博士は述べられていたが、経験に基づく背景の理解がほとんど、あるいはまったくできない初心者（教育課程初年度）は、看護について、教科書やガイドラインを用いて教授されるが、実際にはそれだけで理解したとは言い難く、受けた説明と実際に起きていることを統合させることが必要であるとのことであった。「自分が知っている」知識と、ある特定の事例において状況から把握した「どのように」、「いつ」、「なぜ」とを統合しなければならない。初心者の教育と学習には状況の解説が必要であり、初心者を教育する立場の者は、その場その場に応じたコーチングスキルが必要であると述べられていた。経験知が低いのは初心者だけではなく、教育課程で臨床実習の経験がある新人（初中級者・新卒者）も同様である。新人は経験知が低い故に経験に基づく予測が限定的であり、予測ができるほどの能力は獲得できていない。ベナー博士は教育方法として、経験知を積んだ先輩看護師の経験のナラティブを聴くことの重要性を述べられていた。近年、病院施設では新人看護師に対する継続教育の一環として、シミュレーション教育を実施している。シミュレーション教育とは、模擬的な状況の中で学習者が医療や看護を経験し、その経験に基づいて、患者にとって最善の医療や看護を実践するためには、どのような専門的な知識・技術・態度を備えていなければならないのかを、学習者同士のディスカッションや、指導者からの教育的なフィードバックなどを参考にしながら学習する手段である。シミュレーションをすることによって、初心者や新人は普段に経験することのない状況での学習が可能になる。しかし、シミュレーション教育の効果はただ経験するだけでは得られず、また、その経験を応用可能なものにしなければならない。指導者がシミュレーションから得た学習者の経験を質の高い経験にするための支援をすることが重要なのである。これは米国の教育学者であるジョン・デューイも述べている。またシミュレーション教育では疑似体験すると同時に、直接的な観察が可能になる。経験知の低い初心者や新人の直観はまだ素材の状態であり、それによって認識したものにはまだ曖昧さ

が混在している。スイスの教育家であるペスタロッチーは、そのような直観に分離・結合・秩序を与え、再構成させることによって明瞭な概念にすることが教育であると述べている。ベナー博士の述べる、初心者に対して実際の事例を教科書の内容につき合わせることの重要性、新人が経験に基づく予測が限定的であるが故のそれに応じた教育の必要性は、それらに共通していると考える。

　ベナー博士は、臨床推論に求められるものは、「臨床的想像力」「臨床的先見」「臨床的把握」であり、臨床推論能力を養うためには「際立った感覚の教育（Sense of Salience）」が必要であり、体系的ではなく、証拠も不十分で何ら制約のない臨床状況におうて、顕著な特徴の中から「何がより重要で、何がさほど重要でないか」を見極める際立った感覚能力の育成が重要であると述べられていた。それは「経験を学んでいく」ことが重要とのことであった。学習者は指導者から支援を得て学ぶことができ、指導者はそれを促進するために教え育てるための様々なスキルを磨くことが必要であるとあらためて確かめることができた。

文献

パトリシア・ベナー博士来日講演会「看護の達人への道—その先へ：臨床推論をどう進めるか」配布資料：2017

第2章

アフアフ・イブラヒム・メレイス博士の来日講演からの学び

1．講師略歴

1）セミナー開催年月日　会場

（1）セミナー開催年月日　　2019年2月3日（日）

　　　会　　場　　　東京コンファランスセンター品川
　　　主　　催　　　株式会社　学研メディカル秀潤社
　　　テーマ　　　　移行理論の実践と教育
　　　　　　　　　　移行とQOL；実践から政策へ

（2）セミナー開催年月日　　2019年2月10日（日）

　　　会　　場　　　京都国際会館　アネックスホール
　　　主　　催　　　株式会社　学研メディカル秀潤社
　　　テーマ　　　　移行理論の実践と教育
　　　　　　　　　　移行とQOL；実践から政策へ

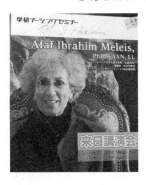

2）講師略歴

　　アフアフ　イブラヒム　メレイス博士　　Dr Afat Ibrahim Meleis, PhD, FAAN, LL

　　エジプト・アラブ共和国出身
　　ペンシルバニア大学名誉学部長・名誉教授
　　カリフォルニア大学サンフランシスコ校名誉教授
　　中東で初めての看護学士課程であるアレキサンドリア大学で看護学士を取得
　　カリフォルニア大学で34年間に亘り勤務、移行理論の研究に従事
　　FAAN（米国看護アカデミー）会員、同学会のLiving Legendの称号を授与される
　　全米看護連盟（NLN）の名誉会員

3 ） 主な著作

（1） Meleis. A, I（1985）Theoretical Nursing; Development and Progress（1st Ed）. Lippincott Williams & Wilkins.

（2） Meleis. A, I（1991）Theoretical Nursing; Development and Progress（2nd Ed）. Lippincott Williams & Wilkins.

（3） Meleis. A, I（1997）Theoretical Nursing; Development and Progress（3rd Ed）. Lippincott Williams & Wilkins.

（4） Meleis. A, I（2007）Theoretical Nursing; Development and Progress（4th Ed）. Lippincott Williams & Wilkins.

（5） Meleis. A, I（2012）Theoretical Nursing; Development and Progress（5th Ed）. Lippincott Williams & Wilkins.

（6） Meleis. A, I（2018）Theoretical Nursing; Development and Progress（6th Ed）. Lippincott Williams & Wilkins.

（7） Meleis, A, I（1998）. Research on role supplementation. In J.J. Fitzpatrick（Ed）, Encyclopedia of Nursing Research. New Jersey: Springer Publishing.

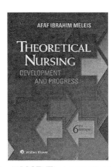

Meleis. A, I(2007)Theoretical Nursing; Development and Progress(6th Ed). Lippincott Williams & Wilkins

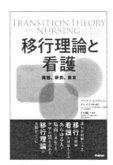

アフアフ・イブラヒム・メレイス監修・編集：片田範子監訳、移行理論看護、学研メディカル秀潤社、2019

2．講演からの学び

1）思い出す体験と移行理論との関係

小山　敦代

I　はじめに

　アフアフ・イブラヒム・メレイス博士（Dr. Afaf Ibrahim Mereis）の来日講演会に先駆け、月刊ナーシング読者へのメッセージ動画[1]を視聴した。赤紫の素敵な洋服で凛として熱く語られる姿に惹きつけられ思わず姿勢を正して聞き入り、セミナーを楽しみに参加した。

　2019年2月10日（日）、京都セミナー会場でのメレイス博士は、さわやかな水色がかった服装で大きな会場にオーラが漂っていた。蝶とお花がバックの美しいパワーポイントで、看護はまさに知性とセンス、アートであることを全身で表現されていることに魅せられた。何故、蝶なのだろう？と思っていたところ「蝶は、もしかしたら花々の夢なのかも知れない。それどころか蝶自身がかっては花だったのかもしれない」ドイツの作家シュナックが『蝶の生活』で書いている」[2]という1文に出会い、勝手にメレイス博士と結びつけて納得する想いであった。

　そして、「移行理論は看護実践のなかから生まれてきた理論である」の一言に、惹きつけられて聞き入った。

　移行理論は、人間の個人的な変化、家族の変化または精神的な変化が生じている時期の環境と人間の相互作用を扱う中範囲理論である[3]。移行理論は、発達、状況、健康/疾病、または組織の変化に直面する人々の経験と反応を説明し、理解するための枠組みを提供する[4]。こうした内容の講演を聞き、著書「移行理論と看護」を読んでいくと、移行理論というものがあると認識していなかった時代の様々な体験が昨日のことのように思い出されてきた。

移行体験は、喪失と利得、変化と転換の経験、そしてある状態から別の状態への通過と定義[5]されているが、自分の体験事例を移行理論に照らして考えてみたい。

II　自分の体験事例から移行理論との関係を考える

事例1：天使になったいのち：昭和40年代、臨床実習指導者時代の体験

〈K君：5歳男の子〉急性骨髄性白血病

【場面1】ぼく死んだらどうなるの？

・大きな旅館の一人息子。骨髄穿刺、抗がん剤注射、放射線治療などにも歯を食いしばって耐え「がまん強いいい子」でとおっている。

・母親は忙しいので祖母が付き添っている。発熱してぐったりしているので、祖母が「しんど

いのか？」とたずねると「おばあちゃん、ぼくは死んだらどうなるの？　どこへ行くの？」と聞いてきたと、オロオロして相談に来た。

・受け持ち学生と一緒にK君の傍に行き「熱が出てしんどいね。しんどい時はしんどいと言えばいいよ。悲しいときは泣けばいいよ。本当にがんばりやさんなんだから」と抱きしめ背中を擦っていると「ぼく、死んじゃうの？　死んだらどこ行くの？」クシュンクシュンと泣き続けた。

・そんなこと考えていたんだね。お姉さんたちもわからないけどどんなところに行きたいか、K君は絵が上手だから一緒に描いてみようか。

・お花が一杯だね。蝶々飛んでいるね。あれっ？　これなーに？　おうちの犬？　なんて名前だったっけ？　ポチ？　かわいいね。学生と一緒に絵を描いていると笑顔が出てきた。

【場面2】天使になったいのち

・2週間後、K君は死亡

・家族の壮絶な悲しみと号泣

・死に顔はまさに"天使"、"天使のようだね"とみんなで言いながら悲しみの涙！涙！

・受け持ち学生と一緒に泣きながら画用紙で天使の羽と金の輪を急いで作成

・エンゼルケアが終わったK君の遺体にそっと天使の羽と頭上に金の輪をのせると、まさに天使になってあの世に舞い上がっていく

・壮絶な悲しみの家族が「本当に天使になったのですね」と一瞬の安らぎの表情の中で見送り

【場面3】忌明けにご家族が来院

・1人息子を失った悲しみは消えませんが"天使になったんだ"と天使の羽にどれだけ救われたかしれません。学生さんに心からのお礼が言いたくて

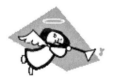

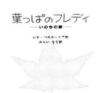

こども・家族の看護と実習指導者としてただひたすらに頑張っていた20代後半の体験である。

　「移行は、常に変化と発達に関係しており、いずれも看護にとってきわめて関連性の高いテーマである。発達的移行に加えて状況や健康上のイベントと直接的に関連している移行形態もある。」[6]から、5歳のK君があの世への移行という状況の中で、看護師の接触や看護の自動的な促進を実感することができる。また、「名詞の移行transitionはラテン語の動詞transireに由来し、向こう側に渡ることを意味する。（中略）時間と動きという両方の意味があるので、移行は経験された時間

と変化を結びつけるものと考えることができる[7]」から、短い期間とはいえ、みんながK君を惜しみない愛で包み、家族の悲しみ・苦悩を共にしながら、あの世への移行の橋渡しの役割を認識する。「ある人生の段階、状態、社会的地位から別の地位といった移行は、プロセスや、期間（time span）、知覚の要素を包含する多重概念である」[8]、「移行とは、複雑な人間——環境相互作用のプロセスとアウトカムの両方を指しているのである」[9] 等、今思えば納得することばかりである。

数年後、卒業生から「あのK君の体験が忘れられなくて、今は緩和ケア病棟で頑張っています」と便りがあったことは、改めて移行のプロセス、発達、役割の概念との関連を再認識することができる。

事例2：筆者自身の "あの世" からの移行体験

〈臨死体験〉30歳のとき "あの世" 行き

【場面】看護師から看護教員になって1年目　1月の入試の時期

　　　　忙しくて寝食忘れ勉強と仕事中心の生活

　　　　看護宿舎の浴室で倒れ、外傷性の気胸⇒意識不明⇒あの世（天国）⇒開胸手術⇒呼吸困難（地獄）

・ベテランになったと思っていた臨床看護師から新米看護教員に：仕事の役割と内容の違いの戸惑い

・超多忙で新米教員のため睡眠時間を削るしかない状況が続いた

・浴室で脳貧血を起こしてガラス戸に向かって倒れ、割れたガラスが左胸にグサッとささり、激痛とともにガボッ！　ガボッ！　と空気が入り、急激な外傷性気胸とショックで意識不明状態（お花畑の天国に）

・手術室に搬送され全身麻酔で緊急開胸手術

・気がつけば6000ℓボンベの酸素テント内で10ℓの酸素吸入、持続吸引、点滴注射、バルン挿入、砂嚢で上半身固定され背部痛と呼吸困難で全身苦痛の地獄の中に

・患者体験：呼吸困難、痛み、苦しみ、ナースへの気使い、歯がゆさ、なさけなさ、筋力低下、気力低下……

筆者自身、ベテラン看護師になったと思っていたが、看護教員になって1年目の未熟な状況の中で起こった "この世" → "あの世" → "この世" への移行体験である。

この移行体験は、自分自身の生き方考え方を大きく変化させた。

それは、①"生活" とは→生活を大事にすること⇒健康観の変化、②生きていることの不思議さ→生命への畏敬⇒生命観の変化、③死は、いつどのような形でくるかしれない実感⇒人生観の変化、④"使命" とは生かされている命の使い方→患者体験⇒看護観の変化であり、まさに移行はプロセ

スであることの実感である。

　その移行体験以降、自分自身の健康・看護・教育への関心は、「自然治癒力」「セルフケア」「補完代替医療／療法（Complementary and aternative Medicine/Therapy：：CAM/CAT）」「ホリスティックナーシング[10]」「リラクセーション法」等へと変化していった。それは、「個人の人生の一部の側面は、その時経験している移行によって他の側面よりも影響を受けるが、この影響の程度と強さは、時間の経過とともに変化しうる。さらに、移行に関連した行動の境界は固定されているわけではなく、人生の全体的な状況の中で、他のイベントによって拡大したり縮小したりすることがある」[11] を実感する。

　「移行の概念は、看護実践の中心であるホリスティック・ヘルスの哲学の理念とも一致している。」[12]、「移行の観点から考えることは、時間を超えた継続だけでなく、個人の側面を超えた連続性を促進する。移行をプロセスとみなす場合、その目的は、その人が健康に関して脆弱ピークに達する可能性が最も高いポイントを予測することがある。（中略）移行モデルにもとづく看護実践は、治癒のみを目的とした治療的介入に対抗するものである。看護の目標は、クライアントが、現在の健康問題によりよく対処できるようになるために介入するだけでなく、将来において健康を守り、促進できるような能力を養うことである。[13]」に全く同感である。

　移行モデル焦点の第1は、移行を支援しウェルビーイングを促進し、移行の結果として生じる変化への熟達を促進するための看護師の介入であり、第2は、移行体験そのものを理解することであり、移行体験は、喪失と利得、変化と転換の経験、そしてある状態から別の状態への通過と定義される[14] というメレイス博士の考えに共感を覚える。

　そして、「健全な移行は、役割の熟達、幸福感、関係のウェルビーイングなどの最終的なアウトカムによって判断されるだけでなく、そのプロセス自体が健全であるか不健全であるかによって決まる。」[15] を読んで、自分自身が健全な移行プロセスを踏んだきたことを再認識し、改めて多くの方たちの関わりに感謝する次第である。

Ⅲ　移行理論を看護実践に繋げるために

　日本の現在の医療・看護の現場は、超高齢化、入院日数の短縮化、高度医療等の中で、本来の看護が見失なわれそうな状況にある。人間中心でそれぞれの人生経験や状況に焦点をあてるという移行理論は、まさに看護の本質そのものでどんな状況の中でも大事にしていきたいものである。中範囲理論であるので、日々変化する患者に対してケアをしていくときに移行理論の枠組み[16] に基づいて意識的に考えることによって、実施したケアを検証したり、仮説を立てたりすることができると考える。

Ⅳ おわりに

　看護の再定義「人々の健康とウェルビーイングへの移行を促進するアートとサイエンス（Meleis and Trangenstein, 1994)」[17] に、メレイス博士の看護の考え方、生き方からにじみ出てきた再定義であることを実感し、特にこれからの時代に必要な看護の本質と力を表現している定義だと思う。移行理論に関心を持って勉強し、看護実践・教育への活用を具体化していけるように努力していきたい。

　2020年2月24日（月）の再来日講演会（東京会場）「いつどこでも活用できる移行理論」も魅力的なメレイス博士との再会と学び・刺激を楽しみに参加したい。

文献

1）https://gakken-mesh.jp/ns/3807

2）天声人語：朝日新聞、2019.3.25

3）アフアフ・イブラヒム・メレイス監修・編、片田範子監訳：移行理論と看護
　　―実践，研究，教育―　学研メディカ秀潤社　2019　p3

4）前掲書3）p14

5）前掲書3）p96

6）前掲書3）p38

7）前掲書3）p39

8）前掲書3）p39

9）前掲書3）p40

10）日本ホリスティックナーシング研究会（Japanese Holistic Nursing Association: JHNA）http://www.jhna.jp/

11）前掲書3）p41

12）前掲書3）p48

13）前掲書3）p49

14）前掲書3）p96

15）前掲書3）p96

16）前掲書3）p65-82

17）アフアフ・イブラヒム・メレイス博士：メレイス博士来日講演会　移行理論の実践と教育　移行とQOL：実践から」政策へ　学研セミナー資料　学研メディカル秀潤社　2019　p26

2）移行理論から在宅看取りの理論枠組みを考える

桶河　華代

1．はじめに

　わたしは、訪問看護ステーションに6年勤務した経験のなかで、自宅で療養していながら、最期

は病院に運ばれて1日から1週間ほど入院し、最期を病院で迎える現状を目の当たりにしてきた。その経験から、「なぜ、自宅で看取ってあげないのだろう」、「なぜ、自宅に居たいと言わないのだろう」と疑問に思い、その疑問を解決するために修士課程に進学したのである。それは、振り返ると1992年の看護師等人材確保法制定以降、看護系大学は増加し、2008年167校となり、大学院も106校（修士課程109、博士課程46、専門職学位課程1）になった流れに便乗していた。その後も、看護系大学は、学部・大学院ともに増加している。わたし自身は、修士課程を卒業後に、県内に開学する看護系大学の在宅看護学領域の教員として看護基礎教育に携わることになった。

　研究においては、「なぜ在宅看取りができないのか」という現場での疑問はもっていても、あきらかにする方法論を考えるうえで苦戦した。教員やゼミ生からは、「病院で亡くなるのがあたり前の時代に必要か」、「家族は医療的な知識はないし、ましてや負担や不安があるなかで在宅看取りをしなくてはならないのか」と反対に聞き返されるほどであった。2000年介護保険が開始されて在宅療養が可能になりつつも、在宅看取りまでは難しく在宅死は増加していない現状でもある。

　そのようななか、修士課程卒業後、看護基礎教育に携わりながら、博士課程に進み、「在宅での看取り」に関する研究を継続している。しかし、博士課程で学ぶなか、理論枠組みをどうするのか、考えている状況である。今回、移行理論の講演を学ぶことで、わたしの研究のヒントになるのではないかと考えた。

2．「移行理論」の提唱者であるメレイス博士

　アフアフ・イブラヒム・メレイス博士（以下、メレイス博士）の講演会が京都で行われるというので申し込みをし、聴講前に勉強しようと調べてみた。しかし、メレイス博士の移行理論は当日販売される本以外には看護研究[1]に掲載されている情報だけであった。その雑誌には、「看護学の発展にとっての理論構築——Transitions　Theoryからの展望」というテーマで掲載されており、「理論と研究が、看護実践を向上されるための車の両輪である」と示されている。修士、博士課程の数が増加している現状において、理論構築の教育に力を入れる必要があるという。

　学研のホームページには、「移行理論」の提唱者であるメレイス博士の紹介があった。メレイス博士は、アレキサンドリア大学をきわめて優秀な成績で卒業し（1961年）、カリフォルニア大学ロサンゼルス校で、看護学のM.S.（1964年）、社会学のM.A.（1966年）、医学・社会心理学のPh. D.（1968年）を取得とある。ペンシルベニア大学名誉学部長・名誉教授、カリフォルニア大学サンフランシスコ校名誉教授でもあり、素晴らしい経歴である。

　そこで、「Transitions」、「メレイス博士のTransitions Theory」について、講演会からの学びについて考察する。

1）Transitionsとは

「Transitions」とは、何かを考えてみる。「Transitions」とは、「移行」「変化」「過度」の意味であり、ある段階から次の段階へと移行する時期をさすことが多い。人事領域においては、キャリア発達の過程で注目され、人に大きな変化をもたらす重大な局面（クライシス）であると同時に、それまでの経験を見直し、新しい選択肢や変化をもたらす転機でもあるとされる。また、キャリア研修の背景理論にある考え方として、トランジションを重要視している。

2）メレイス博士のTransitions Theory

メレイス博士のTransitions Theory（以下,トランジション理論）は、メレイス博士が多くの研究者との長年の研究活動を通して開発した中範囲理論である。「Transition（以下、トランジション）」とは,「ある人生段階、条件、状態から別の人生段階、条件、狂態への通路」[2] と定義され、「人間と環境の複雑な相互作用のプロセスとアウトカムの両方を指す。それは2人以上の人間が関与し、文脈や状況に組み込まれている」[3] と述べている。つまりは、トランジションの多くが、人やコミュニティ、社会の健康や安寧に関係しており、トランジション理論は、看護職が対象の健康的なトランジションを支援するための介入を導く理論である。

3）講演会からの学び

メレイス博士との出会いは、もちろん講演会当日である。メレイス博士は、ブルーのラメが入った色の洋服で、鮮やかな装いであった。そして、初めて聞くトランジション理論について、同時通訳で講演が始まった。午前中は「移行理論とその構成」、午後は「移行理論とその実践への応用」であった。『移行理論の実践と教育』をテーマに、「移行理論の基本」から、「移行理論をどのように教えるのか」、「患者アセスメントとケアに移行理論をどのように適用するのか」等、会場に集まった看護職に、看護実践において困った時の解決のヒントを交えて事例を踏まえながらご講演された。

特に印象に残っていることとして、まず「理論がなくては看護の実践はできない」ということであった。そして、今現在の看護職であるわたし達が、「理論を生み出すことを目標にしている」ことであった。その言葉は、米国で看護理論を学んだ城ヶ端先生が常に言われていることであり、納得するものであった。

（1）日本に関する3つの事例

次にメレイス博士は、日本でのトピックである3つの事例を挙げた。1つ目は、千葉県で起こった10歳女児に冷水シャワーを浴びせて、父親が虐待死をさせた事件で衝撃的なものであった。次に、日本は世界の中でも超高齢化社会を迎えているが、高齢になればなるほど、心不全の患者さんが増えることが知られている。そのため、心不全患者がどんどん増え、何度も入院している現状を話さ

れた。最後は、ターナー症候群がどこの科に受診すればよいかである。ターナー症候群は、女性にのみ起こり、染色体が多くの女性と少し異なるために起こる生まれつきの体質である。ただ、症状の程度や表面化してくる時期が人によって異なり、生まれた時にはわからなくても、後になってターナー症候群とわかる場合があり、いろんな科にまわされたことを取り上げた。

　このように、メレイス博士は、日本で起こっている問題をしっかり把握し、自分の研究や関心と結びつけて話されており、とても親日家という意味でも共感が持て聴講できた。

（2）「移行理論」をいつ使用するか

　メレイス博士は、「移行理論をいつ使用するか」において、以下の 8 点[4)] を挙げている。

・新生児の集中治療から病院へ、家族へ、外来への移動
・小児の小児医療から成人医療への転科
・成人の急性期から慢性期医療施設への転院
・家族介護者の他者の介護の引き受け、継続
・ある専門家から別の専門家へ、および家族へのケアの引き継ぎ
・病院内外における緩和ケア
・患者とその家族介護者のための死の準備
・個人や家族による慢性疾患管理の枠組み

　看護の対象は、その人の立場に立ってあらゆる年齢や健康レベルの人である。あらゆる年齢とは、乳幼児期、小児期、青年期、成人期、老年期である。あらゆる健康レベルとは、健康の維持増進、軽度の異常・社会への適応、疾病・入院、社会復帰である。具体的には、病気をもっている人が、病気を克服する、あるいは悪化しないようにする。または、病気をもっていても、生き生きとした社会生活が送れる。「死」に直面する人が、安らかに過ごせる。健康な人が、健康を維持する、あるいはもっと健康になれるようにする。このような看護の対象者を振り返ると、病院に入院しているあらゆる年齢や健康レベルの人は、多少の差はあっても、常に「移行」を繰り返しており、看護職は常に「移行理論」意識しながら看護することの重要性を提示している。また、いつでも活用できる理論であるとも考えられる。

（3）移行理論の利用

　移行理論には、3 つの段階[5)] があり、「新しい始まり」、「ニュートラルゾーン」、「終わり、失敗、開始」と時間的経過を示している。講演では、「糖尿病になった」「自分と家族にどのように影響するのか」が始まりである。ニュートラルゾーンとして「どの時期にどう支援するのか」である。人生の転機をそう乗り切るのか。結果的にどうなっていくのか、成功もしくは失敗かを検討していく。わたしの研究を考えてみると、在宅療養から看取り経験のなかで、3 つの時間的経過があった。「主

介護者としての意思決定過程」、「介護の模索課程」、「看取り過程」である。特に「ニュートラルゾーン」の段階では、家族のだれが介護士、どのようなサービスを利用するのかを考え、変更していく過程があった。看取り過程には、終わりではあるが残された遺族の評価や満足といったこともあり、移行理論との重なりが見えた。今後もメレイス博士の移行理論を参考に、研究を進めていきたいと考えている。

３．終わりに

　講演会終了時には、サイン会が開催された。遠くから講演を聴講している、または本から学ぶ看護理論家というだけでなく、長い列に並んで間近で拝見し、一緒に写真撮影とサインもしていただいた。現在のわたしの宝物である。現在は、臨床から離れて教育者であるが、学生の看護を教えながら、毎回看護とは、を振り返りたい。看護に携わったからこそ、多くの経験ができ、看護の素晴らしさを実感できる。今後も長い人生において、理論家からの学びを活かして、自分自身の学びにつなげたい。

文献

１）看護研究　vol.49　医学書院　2016
２）アフアフ・イブラヒム・メレイス、片田範子訳：移行理論と看護　学研　2019　P86
３）前掲書１）P86
４）アフアフ・イブラヒム・メレイス博士：メレイス博士来日講演会資料（移行理論の実践と教育　移行とQOL：実践から政策へ）学研ナーシングセミナー　2019　P27
５）アフアフ・イブラヒム・メレイス博士：メレイス博士来日講演会資料（移行理論の実践と教育　移行とQOL：実践から政策へ）学研ナーシングセミナー　2019　P27

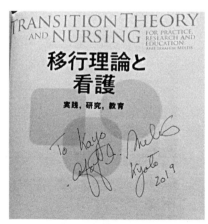

メレイス博士の直筆サイン

3）「移行理論」に触れて

齊藤　京子

1．メレイス博士との出会い

　「移行理論」、勉強不足もあり耳慣れない理論にどの様な内容なのか、期待と新しい知識を得る機会に恵まれたことに感謝しつつ、講演を拝聴した。

　メレイス博士は冒頭、日本の昨今の痛ましいニュース（子供の虐待問題など）を取り入れながら、そこには移行の問題が隠れていることを指摘された。当時、衝撃を受けたニュースだけに、その話題と移行理論がどのように関連するのか、一瞬にして移行理論について聞く準備が整い、終了まで興味をもって聞き入ることができた。内容も、臨床の対象者の姿が次々と浮かび、イメージがつきやすく、なおかつ快活な話術に圧倒される思いであった。

　終了後、移行理論の書籍購入者にサイン会が催された。せっかくのチャンスでもあり、購入しサイン会に並んだ。目の前のメレイス博士は誰に対しても気さくに話しかけている様子であった。私の番が回ってきた。私の名前もローマ字で記入され、講演の場所である「kyotoと同じ『kyo』ですね」と話しかけてくださった。もちろん隣にいたスタッフが通訳してくれたのだが、著名な理論家が、フランクに話しかけてくるとは思いもよらず、その笑顔と人柄を垣間見て、帰路につく間も満足の余韻に浸っていた。

2．移行理論について

　講演では、「移行」について分かりやすく具体例も交えて説明された。しかし、分かりやすいと言ってもやはり理解するには一筋縄にはいかない。一部ではあるが、メレイス博士が語った内容から印象に残った部分をまとめる。

1）変化と移行の違い

　変化は外的で起こることであり、移行の結果として変化は訪れる。例えば、交通事故に遭う。交通事故にあった後、本人の内部でその経験がどの様に理解し意味付け、対応対処しているか、チェンジを内部に取り込み、統合していく過程がある。外側の事象を対応し理解して、その影響が外側に現れていく。その様な移行が外的に現れることが「変化」である。

　移行の定義は内的改革と自己定義、ある生活段階、条件、状態から別の生活段階、条件、状態への通路、複雑な人間と環境の相互作用のプロセスとアウトカムの両方を指す、それは2人以上の人間が関与し、文脈や状況にくみ込まれている。重要な転換期に何を介入するのか見極めが大事である。

49

２）看護の中心的ミッション

　人間中心であり、一人の人間として人生に触れる、人と人との関係から生まれるサイエンスである。例えば、初めての診察、不安はないか安心して待っていられるかを考える。何を心配しているのか、質問する。その内容からアセスメントし、立ち止まって何故こう云うのだろうと考える。理論の枠組みを使って反応を明らかにする。

３）移行のプロセス

　移行のプロセスは、内在化していくプロセスと捉えられる。例えば、グリーフケアの悲嘆も状況によって段階は違っているかもしれない。悲嘆理論も高齢化、社会の違い、文化の違い、ジェンダーの違い、社会階級によって違う。現象を枠組みを使って発展させ見直して行くことが必要。

４）プロセスとアウトカムについて

　ゴール達成すればケアは一旦終了を決める。例えば、母親になり、６週間で子宮からの出血はなくなる、処置としての母親への関わりは終わる。ケアは、母親として虐待しない、役割自信を持てる、セルフケアができるまで９ヶ月のケアが必要。役割獲得のプロセスは大事であり、セルフケアができそうにない時、どこで獲得するか、リソースが見つかった時、関与のレベルやすべき問いかけ、プロセスを見て行く、ウェルビーイング相互作用がアウトカムとなる。

５）移行理論の活用

　ICUから慢性病棟へ移動するときもプロセスとして考える。患者は新しい場所に適応しないといけない、そのため情報を伝える。一般病棟の地理を伝えることや安心感を与える必要がある。これまでの体験で一般病棟のことを知っているのか、ニーズは何か、不安を感じているのか、フォローアップする必要がある。一般病棟の看護師は実際に会いに行き、家族に会うことも重要、関係作りや相互　信頼が持てる様関わる、自分を知ってもらっているというのが大事。

　人間として知って行く事、今経験していることをきちんと聴く、全体的な移行理論の枠組みで見ることが大事である。

６）看護師のトランジション

　学生から看護師への役割移行していく、新卒ナースのキャリア開発にも移行理論の枠組みで考える。新しいポジションにつき、期待に応えて行くようなサポートシステムを整える。メンターは３．４年サポートする、何を疑問に思っているのかを知り、リソースを本人が取り入れていけるよう明確化して行く事が大事である。

　以上、簡単ではあるがメレイス博士が講演会で述べた一部であり、これらの内容から、「移行」

に関するイメージを持つことができた。理解するにはまだまだではあるが、これらの事を踏まえて自分なりに自身の体験を振り返ってみたいと思う。

3．これまでの事例から移行理論を考える

　講演冒頭、メレイス博士は日本の子供の虐待問題について述べていた。私自身も結婚し、マンションでの生活を始めたが、近所に知り合いはなく、子供を身ごもったことで職場を離れた時、初めて帰属意識の意味を体感した。どこにも所属していないという事の孤独や一人取り残された様な感覚はショッキングであった。また、子供が生まれても周りの母親たちの仲間に入ることの難しさ、公園デビューという言葉の辛さを体感した。父親の育児協力を得られない不満もストレスとなった。看護の中で培った子育ての知識がなんとか母親としての自覚を保てていたのかもしれない。そのうち、子育てにも慣れ、周りの母親たちや新しい環境の中で知り合った人たちとの交流から、環境の変化を徐々に受け止めることができて行った。この経験は誰にでも起こることであるし、それを乗り越えて母親になっていくのだと後になって受け止めていた。

　子供が誕生すれば、すぐ親になれるわけではない。その時に起こる葛藤は自然に沸き起こってくる。その課題をうまく乗り越えられない時、虐待が発生することは容易に想像できる。虐待事件を起こした親たちも、親になることへの移行の段階で起こる葛藤に苦しんでいたと言える。必要な支援は何なのか、表面的に善悪を語る問題ではなく、根本的に抱える問題に対して移行理論はその支援の方向性を示唆している。

　また、臨床の場面でも、移行の抱える問題が見えてくる。例えば、徐々に状態の悪くなっていく夫を妻が介護していた場面で、表面的にはうまくこなしているのだが、何と無く妻が無理をしている様子を感じていた。感じていても具体的な介入もできないまま経過していった。徐々に妻の方も不調を訴えることが多くなった。最終的に介護をすることが困難となり、夫は施設入所、妻は最後まで看れなかった自責感から精神的にも不安定な状態となった。このケースを振り返ると利用者本人は身体的な移行の時期にあった。また妻も介護する役割への移行がありその後、役割不全に陥っていったと考える。何となく感じた違和感も移行理論に沿って考えると説明がつく。説明がつけばその時に何が必要なケアなのか自ずと導き出される。相手の立場にたって考えることが大事だと分かっていても、コミュニケーションを持つ難しさから無意識のうちに避けていたのかもしれないと反省した。

　講演後、移行理論を実践に組み込むとは具体的にどう云う事か、日々の仕事で考えていた。ある日、バルン留置している妻のウロガードの尿臭がきつく気分が悪い、以前はこんなには臭わなかった、先生に相談してもはぐらかされる、毎日のことだからどうにかしてほしい、と利用者の夫から訴えがあった。その語気から医療者への不満や毎日尿臭に対して不快な思いをしながら介護をしている夫の葛藤を感じた。慢性的に進行している妻の身体的状況が進行している移行と捉えケアを考

えた。十分に話を聞くとともに、具体的にどの様な対策を必要としているのか、話し合った。夫は新しく始まった薬が悪さをしているのではないか、主治医は年寄りが言ってることに耳も貸さない、看護師から話をして欲しい、他に方法がないかとの提案があった。主治医からの指示書を改めて確認すると腎機能低下により、バルン留置は必要で、重篤な尿路感染を起こしやすい状況であることがわかった。そのためにも薬は必要であること、尿臭とは無関係であり、尿臭の原因は感染が一番に考えられること、今は感染を起こさないことの重要性を丁寧に説明した。ウロガードも防臭タイプを探すなど対応した。また、病院との連絡ノートに、ウロガードからの尿臭に困っている旨を記載し持参させた。結局、根本的な解決には至っていないが、夫は尿臭に関する不満も「しょーがないということか」とトーンダウンし落とし所を持てた様子で介護を持続している。

　これまでなら、夫の不満を聴くことはできても、しょうがないことだと先に諦めてしまい、その方向で介護者を説得していた様に思う。また、自分自身が対応できないことは、無意識に話題に上らない様にしていたかもしれない。移行という概念を理解し、そのアウトカムは利用者や家族のウェルビーイングという分かりやすい視点で事象を捉え、利用者が今、困っていることに関してどうすべきか一緒に考える看護が少し理解できた様に感じる。訪問看護は長く関わるため、マンネリ化しやすいとも言える。しかし、少しの変化に気づき早めに対応することは、利用者や家族の安寧を長く支えることにつながる。

　メレイス博士も述べていたが、移行理論はどんな場面でも使える。移行理論の枠組みで捉え介入し、アウトカムも設定しやすい。

　これからも、場面場面で移行理論を実践し、研鑽を積んでいきたい。

４．終わりに

　資料には随所に蝶のモチーフがあしらわれていた。最後にモチーフの意味を説明された。「蝶」は孵化したら二度と幼虫にはならない、起こった変化を内在化し前に進んで行く、と移行理論になぞらえて話された。ストンと腑に落ちた想いであった。綺麗な蝶になって飛び立てる関わりができるよう、さらに移行理論の理解を深めていきたいと思った。

４）メレイス博士から『理論』を実践にいかすことが大切であると改めて感じた日

吉永　典子

１．はじめに

　今回、アフアフ・イブラヒム・メレイス博士の来日講演に参加した。メレイス博士のことは、日本にはそれまで訳本がなく、知らなかった。１年前に私自身初めて理論家の講演会に参加したのが、パトリシア・ベナー博士であった。それまで本でしか知らなかったベナー博士を目の前にして、理

論家の話を本人から直接に講義をうけることの素晴らしさを体験した。この経験から、今回も引き続きメレイス博士を知らないながらも、講演会の参加申し込みを行なった。その頃、私は修士論文に取り組んでおり、自分の研究テーマが「新人看護師と看護師長との関わり」であったため、新人看護師の役割移行をどのように考えるかを是非知りたいと考え、メレイス博士の講演会の申し込みを行なった。その後、修士論文を書き上げ修士課程を修了した。メレイス博士の講演会に参加して、「修士論文をまとめるときに、この移行理論を是非使いたかった」と悔しい思いを感じたのであった。

　メレイス博士は、講演会当日きれいなスカイブルー一色のスカートをはかれ、優しい笑顔で登場された。休憩時間にカメラを向けると笑顔で手を振って下さるおちゃめな博士でもあり、講演内容にはどんどん引き込まれていった。訳本「移行理論と看護」のメレイス博士紹介の部分には、「メレイス博士に "Energizer Dean"（元気づける学部長）というニックネームがつけられた」と書かれていた。著書通り、講演会でもメレイス博士の話を聞き、博士から元気をもらった感じがした。そして、『「理論」を実践の場での応用の必要性』にも、改めて気づかせて頂いたように思う。

　講演会終了後、今回、日本初出版の訳本にメレイス博士自らがサインをして下さった。そこには「To Noriko」と名前まで入れ、緑色のボールペンで書いて下さった。たくさんの受講生がサイン希望で並んだが、最後までメレイス博士は笑顔で対応し、中には笑顔で会話しながら受講者に応えていた。この時は、なぜわざわざ緑色のインクボールペンでのサイン？　と疑問に思った。しかし、訳本「移行理論と看護」の「和訳監修にあたって」を書かれた片田博士によると、「メレイス博士はカリフォルニア大学サンフランシスコ校で教鞭をとっておられた頃から、提出したレポートには緑色のインクでコメントを書き」と記載されていた。いつも、メレイス博士は好んで緑色のインクを使用されていたことがわかった。このような、素敵なこだわりを持たれるメレイス博士の人柄にも惹かれた1日であった。

2．自分の体験から移行理論を考える

　講演の中に「転棟は移行の重要なポイントである」と説明があった。新生児および小児の場合、NICU（新生児特定集中治療室）から、一般病棟に転棟する場合などがこれにあたる。私自身が救命救急センターICU看護師長時代に経験したことを思い出した。ICU（集中治療室）に瀕死の状態で入院された患者さんが、医学的に安定している状態であると医師に評価され、一般病棟に転棟していく。そこで、看護師長として患者本人や家族らに転棟の説明を行なう。その時「病棟に移っても本当に大丈夫ですか？　病棟の看護師さんはICU看護師さんと同じように、患者の世話をしてくれるのですか？」など家族から高頻度で質問された。中には感情的に訴えてくる家族もおられた。特に、意識が戻らない患者の場合が多かったように思う。メレイス博士は著書で「移行の最も一般的特徴は、人間の安心感に依存するつながりが崩壊することに伴う接続が断たれた状態である[1]」と述べている。このICUからの転棟の現象を、「移行理論」で考えてみると、ICUから一般病棟に

患者が転棟することは移行であり、変化である。ICUの看護配置は2対1であるので、1人のICU看護師は患者を多くても2人しか受け持たない。しかし、病棟の看護配置は10対1や7対1であり、病棟看護師は患者を複数名受け持つ現状がある。このような中、患者が重体であるためにICUに入室し、ICUによる文字通り手厚い治療と看護を受けていた環境から、患者の状態が安定したと医師が評価すると、病棟に移動することになる。一般病棟では、多くの患者の一人として看護を受けざるをえない環境に変化する。このため、患者や家族は「病棟の看護師は今までどおり、きちんと看護をしてくれるのか？」と不安を持ち、ICU看護師とは親しい関係になったのに、病棟看護師という新しい看護師との関係を築き直すという負担、「一般病棟で患者が急変しても対応してもらえるのか？」という恐怖、また家族としては、ICUは面会時間も制限があり、ICU看護師が何でもしてくれていたが、病棟に移動し家族としてどのように関わっていかなければいけないのか？　など、転棟という移行による変化への対応が必要となってくる。また「移行はプロセスである」ともメレイス博士は述べているが、転棟の場合も、一時点の転棟日のみが移行ではなく、転棟後その一般病棟に適応できるまでが移行プロセスであると考えることが出来る。転棟に対し、家族が否定的態度でしぶしぶ納得された場合、私はこの事実をICUの看護師長として病棟の看護師長に報告し、病棟での対応をお願いしていた。今考えると、この行動は、切断されたつながりを再度結びつけるケアであったと気づいた。この移行プロセスにICUの看護師長として、病棟の看護師長へ適切なタイミングに介入し、一般病棟での入院生活に1日でも早く適応できる為に、再度病棟看護師と結びつけるよう看護介入が必要であると考えることができる。また、このような経験から、ICU病棟から一般病棟に移動する際に、患者家族の訴えがなくても移行による様々な不安を予測し、適切な時期に適切な介入を行なうことも大切な看護の一つであると考え、転棟に対する説明の重要さに気づくことができた。このような転棟の場合、「患者・家族のためにアウトカムをどのようにしたいと考えるか？」という介入に関しては、一般病棟生活への適応、退院にむけての自己管理能力の説明が必要なタイミング、退院にむけての資源活用のタイミングなどを考えていくことが大切である。メレイス博士が講演の中でも話されていたように、このような場合は「移行がアウトカムよりもプロセスの場合、プロセス指標が必要となる」。すなわち、患者が一般病棟に慣れるということよりも、慣れるようにどのように関わっていくかが大切であると考える。

３．移行理論活用について

１）入院患者の転棟について

　メレイス博士は「理論なく実践はない」と話されており、看護実践を理論的に考察する重要性も話された。著書『移行理論と看護』にも「実践に理論を用いることによって、ケアのギャップを特定することができる」と書かれている。また、「今実践していることを理論化できないかを考えること」も大切であると講演で話されていた。私たちは毎日、病院という場所で、患者（クライエン

ト）と接し、看護師長として部下や医師はじめ他職種と協働し、看護実践を行なっている。この毎日の中でも、多くの場面でこの移行理論は使えるのではないか？　と思った。

　例えば、現在急性期病院では、在院日数の短縮化が求められている。このような中、一人の患者が同じ病棟・同じ部屋で入院から退院を過ごすことは少ないのではないか？　特に、緊急入院なら救急病棟やICUに入院し、少し状態が落ち着いたら（あくまで医療的判断上）急性期一般病棟に転棟し、その後回復期病棟や地域包括ケア病棟を経ることが多い。時には緩和ケア病棟への移行もある。そこから自宅に帰ることができればいいがそうでない場合も多い。自宅に帰ったとしても、患者の状態変化により、「家族介護」が必要になってくる場合もある。このように、入院の場所は患者の生活の場所にあるにも関わらず、転棟することが多く、管理者は患者に転棟のお願いをすると拒否されたり、いやな顔をされたりした経験は日常起こっていると考えられる。この現象をどのようにとらえるか？「患者が転棟するのを嫌がっている」と単純に捉えるのか、著書にもあるが「接続が断たれた感覚と何が想定されるかについての理解と知識の欠如を経験する」[2]や「移行の最も一般的な特徴は、人間の安心感に依存するつながりが崩壊することに伴う接続が断たれた状態である」[3]と捉えるかで、看護介入方法が変わる。後者と捉えることで、ケア提供者の役割がより明確になり、プロセスの様々な段階でケアを受ける側を支援することができる。移行理論は、「ケアのプロセスを通して看護師の役割を定義するのに役立つとの結論を得た」[4]とメレイス博士は述べている。移行は一時的な点ではなく「移行はプロセスである。その始まりと終わりは同時に起こるのではなく、動きの感覚、発達、それに伴う流れが存在する」[5]と述べている。転棟の場合を考えてみると、移行は転棟した日のみでなく、転棟を患者に依頼したときから始まり、新しい病棟で適応するまでと捉えることができる。これは、移行の性質のタイプで考えると「状況的」である。

2）看護学生から新人看護師への移行

　最初にも少し書いたが、私自身の修士論文のテーマが「新人看護師への看護師長の関わり」であった。2011年に厚生労働省が「新人看護職員研修ガイドライン」を作成し、日本看護協会は新人看護師離職率を毎年出し、各病院は新人看護師離職率に注目している。この新人看護師の職場適応を考える場合も、移行理論を用いることができる。看護学生は、学校を卒業後職場に就職し新人看護師へ移行すると考えられる。メレイス博士は「移行と環境は、主に2つの主要な関係がある。一方で環境の変化は、移行プロセスを必要とするイベントを構成したり、またはその一部となることがある。」[6]と述べている。現在、新人看護師を受入れるため手厚い研修体制を各病院で実施されているが、移行はプロセスと考えると、新人看護師への移行が完了するために、どの時期にどのような介入が効果的であるかを考える指標が必要である。「移行が完了したことは、突然生じた出来事に伴う崩壊と混乱の可能性が相殺したことを意味する」とメレイス博士は述べている。新人看護師の移行完了は、新しい環境や新人看護師という役割に対して混乱せず先輩の支援のもと看護援助がで

きるようになった状態をさすと考える。これは、移行の性質のタイプで考えると社会人になることは「発達的」であり、新しく病院勤務をすることは「組織的」と捉えることができる。

3）部署異動について

　私自身がこの4月から部署異動を経験する。看護師長となって3度目であるこの部署異動も「移行理論」で説明できるのではないか？　看護師長が部署を変わることは、今まで手術室師長であったのが、外来師長という「役割」が移行することと考える。メレイス博士は「役割移行とは、役割関係、役割期待、または役割能力の変化を意味する。役割移行には、新しい知識を取り入れ、行動を変化させ、その結果社会的文脈の中で自分自身の定義を変えることが必要である」[7] と述べている。また、「役割の明確さの指標として、新しい未来的な役割、行動、要求、多くの重要他者と交流する感情の顕著で動的な特徴を正確にかつ現実的に予測する能力は、ツール開発にとって肥沃な分野である」[8] と述べている。これらから、今回、部署異動を経験する私は、自ら、新しい部署について学び、理解し、その学びから看護管理者としてその部署で行なう問題を新しく発見・実践し解決し、活動していく努力が必要であると考えている。その取り組みを通して、新しい部署の看護管理者となり適応していくのだと思う。異動直後は、それまでの部署との違いから、新しい部署の表面的な課題を見つけやすい時期である。時々、部署異動直後に、新しい課題にすぐ取り組もうと異動者は張り切るが、もともといたスタッフに受入れられずうまくいかない事例を耳にすることがある。メレイス博士は「移行の完了は、以前よりも安定した期間に達したことを意味する」と述べている。また、「ある人生の段階、状態、社会的地位から別の地位といった移行は、プロセスや期間、知覚の要素を包含する多重概念である。プロセスは段階と順序を示唆し、期間は進行しているが限られた現象を示し、知覚はそれを経験している人への移行の意味と関係している。このプロセスには、移行の際に起こる崩壊と、この干渉に対する人の反応の両方が含まれる」[9] とも述べている。やはり、新しい場所で新しい人物が新しい課題に取り組むには、移行を完了した時期、すなわち異動者が新部署に慣れ、もといたスタッフに受入れられるという両方の反応が安定した状態になった時が移行完了と考える。そして、その後に新しい課題に取り組むのが得策と考える。まずは、移行完了を目指してから、新しい改革等に手を付けることが大切だと思う。焦って、移行を完了していない時期に、新しい改革に手をつけると、部署スタッフは納得せず、自分の役割が遂行出来ない状態になると考える。移行の性質のタイプで考えると「組織的」である。このように、自分が部署異動を繰り返してきた経験から、部署異動直後は自分やスタッフが新しい環境に慣れるまでは新しい課題にとりくまない方がよいと考えていたが、今回移行理論によって自分が感じていたことが理論と結びついた経験をした。

4）患者家族としての体験を通して

　私自身、数年前に母をがんで亡くした。忌引き後1週間で、仕事に戻った。しかし、20年も看護師という仕事をしているにもかかわらず、母の死後1年程度は、「病棟で患者が亡くなる」「患者にがんが新しく発見される」などというイベントに関し、自然に涙が出た。その後2～3年間は、母の話になると涙がでた。人が死を迎える病院という場所で20年以上もの間看護師の仕事をしてきたにも関わらず、自分の母の死去に関し、仕事に影響を及ぼす経験をした。母が死去して7年経過した今は、感情的にもおちついて話せるようになった。この自分の経験からも「大切な人を亡くした人」は、大切な人がいなくなる環境に放り出され、移行を経験していくと思う。その後様々な経験をしながら、その現状に適応していき、移行を完了していくのだと、自己の経験から感じた。「すべての移行は、経時的な流れと動きによって特徴づけられる」「移行を特定可能なエンドポイントを持つ期間と特徴づけ、変化の予測、知覚、あるいは変化の証明といった最初の兆候から、不安定な時期、混乱、苦痛の時期を経て、新しい安定の開始や期限をもって終わる『終わり（endinng）』まで期間が及ぶとした。しかし、ここで検討した研究の結果は、ある種の移行経験の期間に境界を設けることが困難または不可能であり、おそらく逆効果であるかもしれないことを示唆している」とメレイス博士は著書で述べている。自分の考えや経験から考えると、転棟や部署異動の場合は、新しい環境に適応すれば、「終わり」が明確であるが、大切な人の死に関しては、自分の中でも「終わり」かどうかは判断できないと感じる。著書に「移行の経験を評価する際には、経時的な流動性と変動の可能性を考慮することが重要であり、結果の再評価が必要となる可能性がある」と述べている部分は、非常に理解できた。この症例は、移行の性質のタイプで考えると、いつかは母親は亡くなるので「発達的」であり、頼っていた母親が亡くなったので「状況的」であると考えられるのではないか？　このように考えると、母親を亡くすことの移行については、人は早かれ遅かれ親を亡くすこの経験をするのだと捉えることができた。自分はこの経験から、母親を亡くした辛い経験を、看護師という仕事を通じて受容し（本当に受容しきれているかはわからないが）、もとの生活にもどることが出来ている。しかし、患者家族の中には、大切な人を亡くし、立ち直れない人もいるのは事実である。看護師として、このような患者家族に、適切な時期に適切な看護介入することが必要だと考える。自分のこの経験を、看護ケアにいかしたいと思う。また、活かしていくことで、（このような自分の思いを文章に書くことも）、より母親の死を受容していけるのかもしれない。

4．まとめ

　日々、病院で働く看護師として様々な経験をするが、その多くが「移行」に関係していることがわかった。仕事をしながら、その事象を看護師としてどのように捉えるかが大切である。メレイス博士は「移行の促進を看護の定義的なミッションとすることで、看護師は入院、回復、退院、出産、子育て、閉経、虐待を時間と空間に縛られないプロセスとして支援する専門知識を証明することが

できる」[10] と述べている。起こった事象を「移行」と捉えることで、プロセスやアウトカムに着眼し、看護師の看護介入を実践していくことが可能であると考える。

　2016年に日本看護協会は「看護師のクリニカルラダー（日本看護協会版）」を開発した。そこで看護の核となる実践能力を「看護師が論理的な思考と正確な看護技術を基盤に、ケアの受け手のニーズに応じた看護を隣地で実践する能力」とし、4つの力で構成した。4つの力は「ニーズを捉える力」「ケアする力」「協働する力」「意思決定を支える力」である。この中の「意思決定を支える力」とは、ケアの受け手が立ち会う場面（治療、最後の迎え方等）において、その人らしい選択ができるための意思決定を支えるとしている。患者や家族が意思決定を行なう場面には多くの変化が生じ、「移行」が伴うことが考えられる。メレイス博士は「移行理論は、人が重要他者や周りとの環境との相互作用を再検討するきっかけとなる」と述べている。この移行理論を元に考えられた看護介入ケアは、この「意思決定を支える力」の実践につながると考える。このように移行理論は、看護対象とするあらゆる人々・場面に適応できるとされていると言われている。日々の実践を、理論の活用を行なうことで、看護介入の意味が明確になると考える。メレイス博士が講演の最初に言われた「理論なくして実践はない」ということを忘れずに、日々の看護実践に取り組んでいきたい。

文献

1）アフアフ・イブラヒム・メレイス. 片田範子（監訳）. 移行理論と看護　実践, 研究, 教育 学研メディカル秀潤社　2019　p41

2）前掲書1）　p9

3）前掲書1）　p41

4）前掲書1）　p9

5）前掲書1）　p40

6）前掲書1）　p46

7）前掲書1）　p19

8）前掲書1）　p31

9）前掲書1）　p39-40

10）前掲書1）　p93

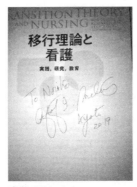

実物のサイン

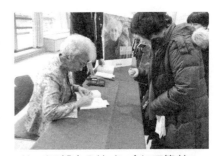

メレイス博士のサイン会にて筆者

5）「移行理論」からの学びと実践での活用

平木　聡美

1．はじめに

　朝から雪がちらちらと舞う寒い中、京都国際会館の会場には、メレイス博士来日講演会を早くから楽しみにしていた多くの参加者らが集った。私もそのうちの一人で、大学の先生方や大学院で学ぶ仲間たちと共に参加する機会を得られた。

　この講演会の前に、「移行理論」に関する文献を少し読んでみた。その中で、移行理論に基づくケアの提供については当然のことながら、看護職者の役割移行についても興味をもった。看護における「移行理論」は、看護師である私たちが、看護実践の中で、患者やその家族が経験する変化に対して健全なアウトカムに結びつけられるように、必要に応じて介入し支援することである。変化によって引き起こされる移行のプロセスは、混乱やストレス、その人の持っている変化に対応する能力やスキルによって様々であり、患者や家族のQOLに影響を及ぼすとされている。経験によって引き起こされる変化をプロセスだと考えることによって、介入が役に立っているのかどうか確認することが必要であり、また、時期に応じて必要となる支援が変わってくると捉えられる。

　一方、私たち看護師は、看護という職業を継続する過程において、様々な変化に遭遇する。その中で、新たな役割を担うことがあり、その役割移行に伴うストレスや不安感などに対応しながらその経験を経て、新たな行動様式を獲得していく。それも、仕事を継続している期間が長いほど、何度も役割移行を経験しているのではないだろうか。私自身も、新人として入職し、一年後には、自分の中ではまだまだ不完全であるのに、もう新人ではなく一スタッフとして委員会や後輩の指導係を任された。その何年か後には、病棟の管理業務など、看護師としての成長とキャリア発達の中で役割移行を経験してきた。メレイス博士によれば、役割移行とは、役割関係、役割期待、または役割能力の変化を意味するものであり、役割移行には、新しい知識を取り入れ、行動を変化させ、その結果、社会的文脈の中で自分自身の定義を変えることが必要であるとしている。

　本論では、初めて出会った理論家のメレイス博士について、この講演会での学びと実践における活用、看護職者の役割移行について述べていきたい。

2．看護理論家、メレイス博士に初めて出会って……

　これまで看護について学ぶ中で、多くの理論家の提唱する看護理論について知識を得て実践の中で活用してきた。中でも第一世代と言われる、看護の礎を築いたナイチンゲールは、看護職のだれもが知っており、一度は「看護覚え書」に目を通したことがあると思う。その他にもヘンダーソンやオレム、第二世代にはキングやワトソンなど多くの理論家がおられる。そして、第三世代の理論家の一人がメレイス博士であり、私が初めて出会った理論家である。

看護理論を開発した偉大な人物が、壇上に登場されると会場は歓迎の拍手に包まれた。エジプト・アラブ共和国出身のメレイス博士は、シルバーグレーのヘア、鼻筋のととのった美しい顔立ちで、スカイブルーのスーツがとてもお似合いだった。そして、やさしく穏やかな笑顔と、歳を感じさせないはつらつとした立ち振る舞い、フレンドリー感がとても印象的だった。

　当然のことながら、流ちょうな英語のプレゼンテーションを受けながら、理解できるのは所々の単語のみで、ほとんどその後の通訳を聞かないと理解できない私は、もどかしさを感じていた。学生時代に英語をもっとしっかり勉強しておけばよかったと、今更ながら後悔し、博士の言葉を理解してうなずいている人がうらやましく思った。また、博士のプレゼンテーションのスクリーンは、とても美しかった。なぜならば、所々に、可憐な花や蝶々のモチーフがあしらわれており、透明感のある美しい羽根を動かしている蝶々が映し出されていたからである。このスクリーンの中の蝶々には、何か特別な意味があるのだろうか、そう感じていたのは、私だけではなかったようだ。講演会の最後に、「蝶々に込められた思いは？」という質問に対して、メレイス博士は、こう答えられた。「蝶々は、幼虫から姿を変えて成虫になる。もう、元にもどらない。同じように、私たち人間も移行を経験して新しい人になる、通った変化を乗り越えてもとにもどらないのです」と。看護師ひとり一人がいろんな経験を重ねて成長していくこと、また、変化を経験した患者や家族に対する、私たち看護職が実践する移行ケアへの願いが込められているのだと思った。

3．移行理論についての学び：「何でも移行である」、「移行はどこにでもある」

　メレイス博士は、移行の概念に焦点を当てた理論的研究における創始者である。看護が対象とするものは人間であり、移行はどこにでもある。国内のみならず世界中で絶え間なく移行にさらされている人々に、看護の手を差しのべることによって改革を図っていく、つまり、医療ケアの改革を行っていくべきと述べられていた。中でも、メレイス博士は、「移行は、個人をより脆弱にする、脆弱性は個人をより脆弱にする」と言う。子供や高齢者、女性であることなどが脆弱に影響するとして、そういう人たちに手を差しのべることが必要であると述べられていたことも印象的であった。これこそ、看護の原点ではないかと思った。例えば、移民の人々に対して社会はどのような目を向け対処していくのか、精神疾患を持つ人が社会の中で生活していくために、社会はどのように見ていくのか、公平・不公平といった状況では、新たなスキル、目標、行動、あるいは機能が求められる。即ち、私たち看護を専門とする者の役割は、対象となる全ての人々への悪影響を防止し、健全な移行をサポートしアウトカムを向上させる方法を提供する必要がある。

　一方、私たちは個々に、生涯を通じて様々な変化を経験する。例えば、発達段階の変化として結婚し出産をして母親になったり、健康や疾患の変化として急性疾患の状態になり入院を経験するなどがある。それらの変化によって移行が引き起こされた時、その人のニーズに応じた介入が求められる。どのような時期にどのような介入が必要なのか、それを明確にして適切な介入が行われるこ

とによって望ましい結果になるといえる。

　また、メレイス博士は、移行は気づき、期間、プロセスといった特性をもつと述べており、特に、移行の始まりには、周囲の人たちの気づきではなく本人の気づきが必要であると強調されていた。変化に気づいていない段階では、まだ移行は始まっていないのである。気づきとは、メレイス博士は次のように述べている。「移行期にある人は、起こっている変化に対して何らかの気づきを持っていなければならない。変化がまだ気づきのレベルに達していない、または全面的に（否認が意識的か無意識かにかかわらず）その意味から否定されている場合、その人はまだ移行にはない。」[1]というのだ。気づきは、「移行を特徴づけるものとして定義し、移行するには起こっている変化に何らかの認識を持たなければならない」[2] と述べている。さらには、気づきのレベルについて、どの程度本人が理解しているか、関係性の変化やプロセス、あるいは本人にとって健全なアウトカムが出せるかどうかなど、アウトカムに影響を及ぼす可能性があるという点において、気づきは重要なポイントである。つまり、移行における介入の第一歩として、先ずは気づきのレベルをアセスメントすることが大切であり、その人が過去にどんな経験をしてきたかということも含め、今起こっている変化をどの程度理解しているかを知る必要があるだろうと考える。

　私は現在、慢性期疾患を持った高齢者を中心として地域に近い中規模病院に在籍している。患者とその患者を支える家族の在宅での生活を見据えた支援ができるよう、病院全体で取り組んでいるところである。そんな中、吉本（2005）は、高齢者の病院からの退院、すなわち地域への移行という現象を、"移行（transition）"という概念から捉えて、高齢者の移行支援について検討している。例えば、自宅で転倒して大腿骨頚部骨折で入院し手術を受けた高齢者は、退院後の生活に様々な不安を抱えていたり、自尊感情が低下して抑うつ状態となることが予測される。そのような場合に、高齢者が退院という状況をどのように解釈するかによって、その後の退院後の生活に向けた取り組みが変わってくるのだと述べている。高齢者が病院から地域への退院という変化のプロセスの中で、この移行に伴う変化とは、居場所やアイデンティティ、家族との関係性、役割、健康状態、行動パターンなどと捉えられていた。このことから、私たち看護師は、高齢者が退院という出来事をどのように受け止め解釈しているか、どのような思いを抱いているか、退院に向けての準備にどのように取り組んでいるかなど、十分に情報収集し、入院中のリハビリや退院後の安全な生活のための退院指導や家族との調整や相談など適切な支援をしていく必要があると考える。また、高齢者の移行に伴う変化として、吉本（2005）は、「居場所の変化」が特徴的であるとしており、退院先として自宅以外の他の病院や介護老人保健施設など、退院後どこで生活をするかを決定することは、地域への移行プロセスを進めるためには不可欠な支援である。高齢者が安心して退院後の生活を送れるように移行に対する支援をすることが私たち看護師の大きな役割であると考える。

　講演の中で、看護職が担う役割は、移行によって起こる変化への対応するために、様々な段階で何を期待しているのかを話し合い、各ステージと転換点に合致した戦略と資源を提供することであ

ると述べられていた。メレイス博士は、グローバルな視野で世界中のあらゆる人々の健康問題に着眼し、公平性やエンパワメントに重点を置いているところにも偉大な理論家であると改めて思うところであった。私は、メレイス博士の話に耳を傾けながら、私たち看護師は、あらゆる人々が遭遇する様々な移行期において適切に介入し、その人の健康とウェルビーイングへ導くことが最大の役割であると理解した。

４．移行理論をどのように活用するのか：看護師のキャリア発達における役割移行

　2019年春、私が勤務する病院には、20名余りの新人看護師が入職してきた。３月まで学生であった彼らは、４月になったと同時に看護師への役割移行を経験するのである。学生から看護師への役割移行においては、職場での変化の経験、新しい役割と環境についてのオリエンテーション、適切なメンターシップによる継続教育などの必要性が挙げられる。

　メレイス博士は、本講演の中で新卒者の移行について次のように述べられた。新人看護師は、まず新しく得た位置づけを明確にさせることが重要であり、サポートを必要とする時期であると捉える必要がある。また、新人看護師の期待がどのようなものであるかを把握し、複数の転換点があることを理解し、時期によってサポートのリソースが得られるように環境を準備することが必要であるということであった。メレイス博士の移行理論を活用するならば、今、目の前で変化に直面している新人看護師たちの状況や、変化に対応し対処するためのスキルと能力をアセスメントし、ステージと転換期に合致した教育計画・方法、そして指導者を配置することが求められると考える。看護師個々のキャリア発達の過程では、ある段階から次の段階へ移行する中において、大きな変化をもたらす重大な局面であると同時に、これまでの経験を振り返り、新しい選択肢や変化をもたらす転換点と捉えることが出来る。新人看護師には、その健全な移行を促進するためには、彼らの移行プロセス全体を反映する適切なオリエンテーションや、臨床現場での教育の機会を与えることが重要であると考える。

　研究報告『看護職者の役割移行』において、上田（2014）は、「看護職者は、職業を継続していく過程で様々な出来事に対応する必要があり、新たな役割を担うこともその一つである。」[3]さらに、「現在就業中の看護職者は、これらの出来事への対応にある程度成功を収めた経験を有するといえる。しかしながら、役割移行に伴う不全感や不満などの理由から、職業活動を中断する看護職者も存在する」[3]と述べている。このことは、私自身の経験や私の周りの先輩や後輩の看護師たちの状況と照らし合わせてみると、納得するところである。新たな役割を担うことは、その役割に期待されている結果があり、その役割を担う責任と覚悟が求められる。しかしながら、私自身の経験においても、その役割移行に伴う事前準備や説明、あるいは予測される困難やリスク、その対処方法について指導を受けるなどの機会はほとんど与えられなかった。そのため、未知への不安とストレスが非常に大きかったことを覚えている。同時に、役割を引き受けてしまったことへの後悔の念を

抱いたこともあった。さらに、上田（2014）は、役割移行について、看護職者が職業を継続する上で必ず経験するプロセスであり、役割移行に伴う看護職者の葛藤やストレスに対応するためには、まず、看護職者の役割移行そのものの特徴を理解することが必要であるという。看護職者の役割移行の特性として、以下の 7 つを挙げている。それは、【新たな領域で活動することへの意味づけ】を基盤として、看護職者が【時間の枠組み】の中で、【新たな行動様式を獲得するための取り組み】と【新たな活動への期待と成功の希求】と【職業的アイデンティティの模索】を経験し、【情緒的反応】や【困難との直面】を経て新たな行動様式を獲得していく一連の過程であった。そして、これらの先行要件として、新たな環境である【活動の場】と【組織文化】、新たな活動に影響を及ぼす外的要因と内的要因などがある。外的要因は、教育プログラムやメンターの配置など直接的な支援であり、内的要因は、個々の能力や専門的知識や経験などであった。これらのことから、看護職者の役割移行時には、一定の役割やポジションに必要とされる教育内容を特定し、教育プログラムとして提供するなどの道具的支援が必要であると述べている。そして、結論として、「看護職者の役割移行とは、看護専門職としての発達を志向する看護職者が、新たな領域での活動に意味を見出し、一定期間の活動継続を経て新たな行動様式を獲得していく過程である」[3] と定義している。メレイス博士の移行理論に照らし合わせると、私たち看護職者にとっての移行は、役割関係の変化を意味しており、個々の看護師の役割移行に伴う状況を把握し、転換点、新たな役割を達成できる時点（マイルストーン）を予測して必要な支援システムを提供することが求められているのだと考える。さらに、健全な移行を支援することにより管理者の役割に意味を見出し、経験を通した活動継続によって管理者としての行動様式を獲得していくのではないかと考える。

　また、山根ら（2013）によると、役割移行とは、「病院組織の中で看護師が、その職位において期待される役割を遂行しなければならない立場に移行すること」[4] と説明している。そして、近年では医療技術の高度化や複雑化に伴い、専門看護師制度や認定看護師制度が発足し、中堅看護師のキャリア開発や看護管理の重要性が注目されるようになったとしている。そんな中で、中堅看護師がスタッフという役割から管理者という役割への転換期、つまり中間看護管理者への役割移行後において、看護管理遂行上の困難やストレスを抱えていることが先行研究や私自身の経験からも推測できる。管理者になるという責任の重圧や、管理に対する知識や管理実践の経験の未熟さから、今までになかったストレスを感じるのである。山根らは、看護管理者自身のワーク・ライフ・バランスの変化にストレスを感じているのだとして、「組織における中堅看護師の目標を明確にし、管理について具体的で組織的な教育支援の構築が課題である」[5] と述べている。このことは、私自身、とても共感するところであり、看護管理者に対する院内教育の体制作りの必要性を痛感しているところである。今後、看護師のキャリア発達を支援していく上で、メレイス博士の移行理論をさらに深く理解して、大いに活用していきたいと考えている。

5．おわりに

　人はだれでも、いろいろな出来事を体験し、その中で今までの役割、関係性、アイデンティティなど様々な変化を経験する。移行理論は、経験と反応に影響する条件を明らかにするための枠組みを提供するものであり、転換点を定義し、予測し、ケアを提供するのに役立つ。そして、悪影響を防止し、健全な移行をサポートし、アウトカムを向上させる方法を提供するものだと学んだ。私たち看護者は、この移行理論を大いに活用して日々の看護実践を行うことにより、目の前にいる患者や家族の健康と幸福への移行を可能にすることができるのである。本講演会の参加をきっかけに、また新たな看護理論を学ぶことができた。同時に、新たな視点で看護とは何かを考える機会となった。今一度立ち止まって、自分自身の人生経験や看護という仕事についてゆっくりと振り返ってみたいと思う。

文献

1）アフアフ・イブラヒム・メレイス／片田範子　監訳：移行理論と看護―実践，研究，教育― 学研メディカル秀潤社　2019　p42
2）前掲書1）p62
3）上田貴子：看護職者の役割移行―概念分析―，日本看護科学会誌34，2014，p27-279.
4）山根一美　井上祐子　倉田節子　他2名：中堅看護師から中間看護管理者への役割移行に伴う支援に関する文献検討　ヒューマンケア研究学会誌，5（1）2013　p79-83.
5）吉本知恵："移行（transition）"の概念分析―高齢者の退院という現象に焦点を当てて―香川県立保健医療大学紀要　第2巻　2005　p127-135.

6）移行理論に学ぶ看護と人生

寺澤　律子

　心理学の分野において、人間は生涯を通して、変化・成長を続けるものと捉えられ、誕生から死に至るまでの人間の一生で、個人や時代、社会情勢などによって差はあるものの、発達段階や発達課題を伴った移り行きをさす概念を「人生移行」という。人間がこの世に誕生してから3〜4歳になると保育所または幼稚園に入園し、6歳以降は、小学校、中学校、高等学校と学校教育のシステムに乗り、入学と卒業を経験する。中には高等学校を卒業してから就職する者や、さらに大学や専門学校に入学し、卒業後に就職する者もいる。成人し、経済的独立を迎えると、多くの人々は結婚し家族を形成する。子どもを養育し、子どもは成長を遂げるとやがて独立し、親は定年退職を迎え、余暇を思い思いに過ごし、やがて人生の終焉を迎える。人生においては、予期をすることができる出来事もあれば、不治の病の宣告や、愛する者との死別、災害など突発的に発生する危機を内包した予期不可能な出来事がある。このように、人間は人生の軌跡の中で、出来事としての変化を経験

する。

　移行理論においては、「変化」と「移行」は異なる現象であるととらえている。変化は「身体的、心理的、家族的、組織的、環境的なものであり、日常生活などへの混乱を反映する人間の経験であり、個人や重要他者に影響を与える」[1]と述べており、移行は「範囲と期間を伴うプロセスであり、状況はより静的であり、ある時点（災害、出生、死亡、疾病診断、年齢）を特定することができる」[2]と述べられている。前述した「人生移行」に伴うものは変化ととらえることができ、内部的にも外部的にも起こりうるものであるが、移行理論における「移行」は内部的な人的プロセスである。

　「変化」と「移行」は誰しもが経験するものであるが、その変化に対して、看護の視点をもって介入し、看護の対象に健全な移行アウトカムの可能性を高めることを目的としたものが、メレイス博士の移行理論である。

　メレイス博士は「移行とは、ある人生の段階、状況、社会的地位から別の地位といった移行は、プロセスや、期間、知覚の要素を包含する多重概念である」[3]と述べている。それらを把握した上で、理論の5つの要素であるトリガー（移行を引き起こすきっかけとなる出来事）、特性（時間的経過、プロセス、つながりの途切れ、気付き、重要な転機）、条件（移行の進展に影響を及ぼす要因、促進または抑制する要因）、介入（予防的介入もしくは治療的介入）、反応パターン（移行を評価する視点、プロセスとアウトカムの視点）で構成されていると述べている。さらに、これらの要素をアセスメントし、5つの要素を包括的にとらえて看護を実践していくことが重要であるとしている。

　私も、長きに渡る臨床看護師としての経験の中で様々な移行プロセスの支援に関わり、自分自身もその中心に存在することも経験している。

　患者は80歳代男性。脳幹出血のため意識不明の状態で病院に救急搬送され、重症ケア領域の病棟に緊急入院となったが、かなり重篤であり手術などの治療ができず、生命の危機状態にあった。長女家族と同居しており、長女は毎日、意識が戻ることのない父親のベッドサイドに付き添っていたが、急な出来事に家族事態が混乱を来し、生命の危機状態にある患者の家族への支援については、看護師といえども「どう声をかけるべきだろうか」と、なかなか困惑するものではあると思われた。

　毎日、暗い表情で、意識なく眠る父親から、少し離れた位置で椅子に座り、じっと付き添っている長女に、私は声をかけた。すると、長女はこう話した。

　「10年ほど前に母親を急に亡くしてるんです。母には何もしてあげられなくて、とても後悔しました。だからせめて父親には十分にしてあげたかったのに」

　それから、長女の父親に対する思いや、父親との思い出話などを聴く時間を持った。

　その長女との会話の締め括りも「せめて父親には十分にしてあげたかった」という言葉だった。私は長女に「お父さんに何もできていないことはないんじゃないですか。こうやって毎日来てくれていることもきっとお父さんはわかってらっしゃると思う。それに、お父さんは長女さんがお母さ

んのことで後悔されているのをきっとわかってらっしゃるんですよ。だからお父さんは今、長女さんに十分に時間をとってくれているのではないでしょうか。お父さんのくれた時間をお父さんと一緒に大切に過ごすというのはどうですか」と話した。長女は泣きながら父親の手を握り、父親に対して感謝の言葉をかけていた。それからも毎日、長女はベッドサイドで父親に話しかけ、看護師と一緒に父親の清拭や足浴、手浴などの清潔のケアに参加し、父親との最期を迎えた。

　この看護体験を移行理論に沿って振り返る。
①トリガー：長女の父親である患者の脳幹出血の発症「健康──疾病移行」であると考える。
②特性：健康に生活していた父親と、脳幹出血により意識がもう戻らない現在の父親との乖離から「つながりの途切れ」を感じていると考えられる。
③条件：これらのことから、長女の移行が健全に進行するための条件は、長女が母親との死別体験で抱いた後悔や悲嘆を繰り返さないこと、父親との今ある時間の意味や価値を見出すこと、今回、トリガーとなっていることが、今後、長女にとっての歪んだ悲嘆とならないように、適切なグリーフケアが為されることであると考える。
④介入：長女の悲嘆による悪影響を最小限に抑え、それを乗り越える過程を支援することが重要であると考える。
　　私は長女に声をかけ、対話を通して、長女の母親との死別体験の中で、悲嘆の日々をただ過ごした経験だけではなく、「何もしてあげられなかった（と思っている）自分」を非難した経験があり、当時のグリーフケアが不十分であった可能性を知ることができた。それは、長女にとって、今回のイベントにおける特性ともいえる重要な転機とも考えられる。そして今、まさに生命の危機状態にある父親を前に、母親との死別体験を想起し、長女は二重の苦悩に苛まれていることが推測される。「せめて父親には十分にしてあげたかった」と語る長女に対して、「何もできていないことはない」「お父さんのくれた時間をお父さんと一緒に大切に過ごすというのはどうですか」と、生命の危機状態にある父親との時間に価値や意味を見出す働きかけをしたと考える。また、この時、父親の脳幹出血の発症をトリガーに、長女は移行を余儀なくされた。しかし、同時に父親も移行を余儀なくされており、推測ではあるが、その中でも長女の母親との死別体験を父親として体験した過去があり、長女の悲嘆を理解し、そして今ある生命の危機状態、意識不明の時間の持つ意味、父親としての役割を「お父さんは今、長女さんに十分に時間をとってくれているのではないでしょうか」と、問いかけた。それは、トリガーによって途切れた父親とのつながりを内的に再接続したマイルストーンであったと考える。
⑤反応パターン：看護師との対話以降、毎日、暗い表情で、意識なく眠る父親から、少し離れた位置で椅子に座り、じっと付き添っていた長女は、毎日ベッドサイドで父親に話しかけ、看

　　護師と一緒に父親の清拭や足浴、手浴などの清潔のケアに参加し、父親との最期を迎えることができた。
　　　患者が退院して以降、患者の長女を含め、ご家族の方々ともお会いすることはなく、アウトカムの評価をすることは困難であるが、長女の行動に変化が現れたことから、健全な移行プロセスの一定の評価を得ることができたと考える。

　人間誰しもが、人生の中で移行を経験する。多くの人々はその移行時期に悩み、迷い、他者による何かしらの支援を求めるであろう。看護師にとって、看護の対象となるその移行の時を正確に見極め、健全な移行に進めるよう介入することは重要であることはもちろん、看護師として「健全な移行」と「マイルストーン」を意識する感受性を高める必要性を感じた。
　最後に、移行理論を学び、私自身の移行について考える機会にもなった。
仕事をしながら大学院で勉強をしている私は、今まさに移行プロセスの渦中におり、修士課程を修めることをアウトカムとし、ご指導と支援を受けながらそれを目指している。そのご指導や支援が「外的」な出来事とするならば、指導教授からの励ましのお手紙や、同じ大学院生らの言葉かけは、私にとって「内的」な支えとなっている。まさしく、アウトカムに向けての健全な移行の中にいるようである。
　また、現在、私の父は90歳近い高齢者であり、若いころからスポーツを嗜み、体力に自信があった。末っ子の私が言うのも何であるが、私よりも運動神経は抜群に良いと思われる。長寿家系の一族であることから、私も含め家族も父はきっと100歳まで生きると思い、大きな病気をするとは想像もしていなかった。そんな父が大腸がんを患い、開腹手術を受け、日常生活を取り戻し一安心していた矢先に、今度は早期の胃がんが発見された。大腸がんの診断を受けた時、父は速やかに手術を受けることを承諾したが、胃がんの診断を受けた時は積極的な治療をしないことを選択した。何度となく父に状況を説明し、治療を受けることをすすめたが、父の意志は今も変わらない。今では家族全員、父の意志を尊重している。今は元気にプールで泳ぎ、畑にも行き、毎日を過ごしており、私よりも食欲旺盛で食事をしている。でも、いつか、私にもまた新たな移行の時がやってくるのだろう。その時に健全な移行に進むことができるだろうか。まさしく人生は移行の連続である。

文献

1）アフアフ・イブラヒム・メレイス　監修・編集　片田範子　監訳：移行理論と看護　実践，研究，教育　初版　学研メディカル秀潤社　2019　p3
2）前掲書1）p3
3）前掲書1）p39

7）キングからの出発
──メレイス博士「移行理論」の中の「人と環境の相互作用」について

藤原　聡子

1）講演会終了後のメレイス博士との出会い

　2019年2月3日、来日講演会におけるメレイス博士の装いは、大きな瞳に赤い縁の眼鏡、深紅のイヤリングとブローチ、緋色のスカーフで、それらが艶のあるグレイヘアによくお似合いであった。筆者は齢60歳を過ぎ、髪の色だけは博士と同じであるが、お会いできた感激で、すっかり小さな子供に戻ってしまった。そしてその著書にサインをいただくために博士に差し出した手は少し震えていた。それをご覧になったためだろうか、博士は屈託のない明るい笑顔で、「お元気？」とご挨拶してくださった。

　「はい」と筆者は答えるのがやっとだった。講演をうかがった上での感動の気持ちを伝えられなかったのがとても残念であった。

　そのため筆者は博士のポスターに向かって「今日伺った移行理論のお話をまわりの人に伝える役目をいたします」と心に誓って帰途に就いたのである。

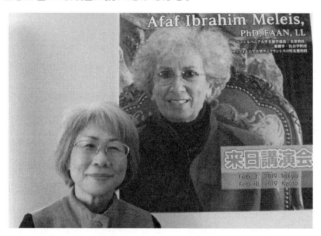

2）メレイス博士の前提とアイモジン・キングの「相互作用」について

　メレイス博士は、その著書「移行理論と看護」にて、過去の看護理論の提出したフレームワークとの一致や類似点、共通性を強調しつつ、「相互作用」について以下のように記述している。「看護理論は、ある形から別の形への「変化」を扱わなければならない。この主張の理論的根拠は、看護の焦点は健康──疾病のイベントと人の不安定性への対応であり、看護の健康関連目標の達成が一般的に人と環境の相互作用における変化の開始に依存するという点にある」[1]

　メレイス博士の「移行理論」中の"人と環境の相互作用"の前提は、過去の様々な看護理論の分析や検討から組み立てられたものと考える。

　筆者はこれまで、アイモジン・キングの看護理論に関していくつかの事例を初学の人に提供する、という仕事をしてきた。メレイス博士はその著書『看護理論』中で、過去の看護理論家の業績レビューを行い、オーランド、ジョセフィン・パターソン、トラベルビー、ウィーデンバックとともに、アイモジン・キングを「相互作用」の理論家の筆頭として紹介している[2]。もしかすると移行理論の"前提"のひとつはキングにあるかもしれない、という一つの考えが筆者に浮かんだ。

　メレイス博士の"人と環境の相互作用"について、キングの記述やメレイス博士の今回の講演記録をもとに、筆者が考えたことを述べてみたい。但し、ここではまだ速記録のような段階で、まとまった思考を展開できていないことをお許し願いたい。

3）アイモジン・キングの「看護師と患者に関する相互作用」について

　キングは「環境」そのものをメタパラダイムとして明確に定義していないが、しかしキングは人間を「環境と交流する開放システム」であると見做し、看護師にとって「人間が健康維持のために環境と相互行為する方法を理解する」ことが、必要不可欠であるとしている[3]。

　キングの「目標達成理論」は、ヘルスケア・システムの中で特定された二者間（たとえば看護師──患者間）の相互作用から醸成された「相互行為」により、患者が自身の関わる他者とその置かれている状況を、コミュニケーションを通じて知覚し、看護師──患者がともに課題達成の方策を模索するものである。

　キングは相互作用を起こす看護師──患者間において、看護師自身が治療的存在として熟練が必要であるとし、治療の場としてプライマリーナーシングの必要性やその場で発揮される積極的な看護行為を強調している[4]。

　キングの理論「相互行為」のために定義された「コミュニケーション」と「役割」は、「相互作用」と密接な関係があると思われるため以下に挙げておく。

（1）コミュニケーション：情報が人から人へと伝えられる過程。看護への適用においては、コミュニケーションは、看護師と患者の双方向の主要な行為であり、言語、非言語、表象などで表され、看護師が患者の行動を観察し、知覚の正しさを確証するには、看護師自身の研鑽を積んだコミュニケーション知識に拠ることを期待されている。

（2）役割：一定の社会システム内のある地位に関連して期待される行動の総体である。また組織内のある地位に関するために相互に作用しあっている二人以上の人々の関係である。看護への適用は、看護師はそれぞれの状況で目標を確認し、目標達成の支援をするために、その知識、技能、価値を駆使してその期待された社会的役割を果たさねばならない[5]。

　キングの社会システムを取り入れた看護研究が、「人間と環境の相互作用」という重要な看護の概念を定着させたことは、キングの功績だと言ってよいと考える。

4）メレイス博士の「看護師と患者の相互作用」について

　メレイス博士は、移行を定義するにあたり、「移行とは、人間と環境の相互作用について、健康に対する実際の影響と潜在的な影響という観点から解釈する鍵を提供する」また、

　「移行とは複雑な人間——環境の相互作用のプロセスとアウトカムの両方を指している」[6]、と述べている。

　このことからわかるように、移行理論中では、「人間と環境の相互作用」[7] が、すでに前提として語られている。しかし、これがどの看護理論を前提にしているのかは明確にされていない。おそらくメレイス博士自身が述べているように、「移行」をひとつの中心概念として、看護の人間、環境、健康の概念の中に組み込む意図がもたれたときに、さまざまな看護理論を検討され、キングの相互作用に関する見解も参考にされたのではないか、と考える。

　また、メレイス博士は2月3日の講演会[8] で、看護師と患者の間で行う相互作用に関して、以下のように触れた。

　　①「看護師は、健康／疾病の状況において、人と相互作用し、移行または移行を予期する人の社
　　　会文化的文脈の一部である。」
　　②「看護師と患者の相互作用は目的（臨床判断）を中心に決断力をもって組織され、看護師は健
　　　康をもたらし、促進するために何らか（看護治療）の行動をとる」
　　　とくに②は目標達成理論を編み出したキングの考え方にきわめて近いと考えられる。

5）メレイス博士とキングの「看護師——患者間の相互作用」における共通点と違い

メレイス博士とキングの「相互作用」について以下まとめてみると、

（1）メレイス博士、キングと同じく「人間と環境」は「相互作用」を行うとした。

（2）キングは相互作用が看護師——患者間の二者間に限定されるときに、「看護師が患者にとって
　　　環境かどうか」については、とくに明確にしていない。看護師が熟練し、患者をとりまく環
　　　境への理解を深め、患者にとってプライマリーナースであることが求めている。

（3）キングは、看護師——患者間の相互作用を患者の治療的意味で活用する。

（4）メレイス博士は「相互作用の行われる対象」が看護師——患者の二者間に限定されるときでも、
　　　看護師は「患者と相互作用する環境としての存在」としてみている。

（5）メレイス博士は「相互作用」について、看護師——患者間で、治療的意味で用いる。

　キングはシステム論の中で人間と環境の相互作用という概念を創出したが、看護師は治療的存在として、「患者の環境」を洞察する必要性を持ち出すにとどめた。

　これに対して移行理論では、看護師が環境そのものと見做されたわけを説明してみたい。

　環境は人間の暮らす場所であり、環境が変化することにより、その人間の適応の開始という「移

行プロセス」の発動が必要となる。津波の発生や移住などに伴う、対象の環境の変化が大きければ大きいほど、「移行のプロセス」も激しくなり、人間の適応も複雑となる。また環境自体がなんらかの医療資源をもっていて、相互作用する人間を支援することもある。したがって人間は環境と相互作用しつつ、「移行のプロセス」を踏んでいくことになる。「環境と人間」が「相互作用」を起こすというということからみると、看護師は、移行を経験しつつある患者の資源（サポート）であり、変化しつつある環境そのものになる。

　またメレイス博士は、キングと同じく「看護師は患者との相互作用を治療的意味で用いる」が、より具体的にその方策を考案し、具体的な視点を出している。

　たとえば患者の「移行の状態」を測定する「進捗指標」中には、患者側からの相互作用の意味が明らかにされている。以下はその例である。

・つながり感：移行の過程においてとくに医療者との個人的な関係やつながりの深まりを感じられることは健全なトランジションを示す指標である

・相互作用：他者との相互作用を通して、移行の過程での経験や行動の意味を理解することができ、健全なトランジションが導かれる

　「健全な移行」の進捗指標をみるためにも、（環境である）看護者・医療者を含む他者の存在が「つながり」として必要となる。ヒトである患者は（環境である）看護者・医療者を含む他者と相互作用をおこしながら、自己の行動の意味を理解していく。看護介入の手段であるデブリーフィングに至っては、まさしく相互作用を起こした看護師――患者の間で展開される事象である。

　ここでは、キングの示唆したプライマリーナースや熟練の中味と言ったものが、具体的に示されている。「看護師が患者にとって相互作用する環境そのものになっていく」過程は、抽象性の高いキングの大理論から、メレイス博士の中範囲理論として一層深化したものと考えられる。

文献

1）アフアフ・イブラヒム・メレイス監修　片田範子訳：移行理論と看護　Gakken 2019

2）Meleis A.I (1997) Theoretical Nursing Development and Progress (3rd ed) New York: JB Lippiincott.

3）城ヶ端初子編：看護理論と私　81-82　kumi出版

4）クリスティーン・ウエブ編　前原澄子監訳：女性の健康問題への援助―看護モデルにもとづく産科婦人科患者のケアプラン　東京, 医学書院　1996 94-100

5）アイモジン・キング著　杉森みど里訳：キング看護理論　医学書院　1985

6）アフアフ・イブラヒム・メレイス監修　片田範子訳：移行理論と看護　Gakken　2019

7）前掲書　1）p46

8）アフアフ・イブラヒム・メレイス博士来日講演「移行理論の実践と教育」東京2019　2.3

8）看護のみが、健康への移行および幸福感を容易にする

水主　千鶴子

はじめに

　私が、AfAf Ibrahim Meleis博士（以下Meleis博士と述べる）の著書である『移行理論と看護』を読んで一番先に頭に浮かんだのがAさんの事例である。約20年前のことであるが私が勤務していた介護老人保健施設にAさん（男性75歳）がデイケアを週2回利用していた。Aさんの妻は10年前に交通事故で死亡しており、Bさん（女性38歳）と二人暮らしであった。Bさんは、生まれたときからの視覚障害者であり、父親のAさんがBさんの世話をして親子仲良く暮らしていた。

　ある日、Aさんは呼吸器症状が長く続くため呼吸器内科を受診したところ、肺がんのステージ4と診断された。医師からは入院して抗がん剤療法を受けるようにとすすめられたが、Aさんは医師のすすめを断固として拒否した。Aさんが入院を拒否した理由は、視覚障害者であるBさんの世話をする人がいないというものであった。

　Aさんは、Bさんの衣食住などほとんどの世話を行っており、父親としてBさんを守るという保護者の役割を果たしていた。Bさんは、父親の愛情を一心に受けて生活する被保護者という役割であった。

　次第に状態が悪化したためAさんは訪問看護サービスを受けるようになり、訪問看護師Cが介入を始めることになった。Meleis博士は、「看護師は、患者のケアや、健康から疾病、出産、または死への移行など、多くの役割変化（role change）の状況に直面する」と述べている[1]。訪問看護師Cは、Aさんが死への移行という状況に直面していることを理解していた。また、Bさんが、近い将来保護者である父親を亡くすという状況に直面していることも理解していた。

　Meleis博士は、機能不全が予期できる役割の喪失の領域として、発達的移行、状況的移行、健康——疾病移行の3領域をあげている[2]。AさんとBさんの役割の喪失について以下に述べる。

1．Aさんの役割の喪失

1）発達的移行

　Aさんは、妻亡き後も父親として視覚障害者のBさんの世話を続けてきた。肺がんが進行し、臥床時間が長くなり、Bさんの世話をするのが困難になってきている。視覚障がい者の娘を一人残して死んでいくことを嘆き悲しんでいる。娘のためにもう何もしてやれないと父親の役割を果たせないため無力感に陥っている。

2）状況的移行

　Aさんは、肺がんの進行とともに抑うつ状態となり、言葉数が減り笑顔もみられなくなってきた。呼吸苦を訴え始めたために酸素療法を開始したが、呼吸苦への不安は増すばかりである。

3）健康——疾病移行

　Aさんは、地域で暮らす健康な高齢者であった。しかし、肺がんと診断されてからは一人のがん患者として治療を受ける役割をもつことになった。

2．Bさんの役割の喪失

1）発達的移行

　Bさんは、ただ一人の家族である父親を亡くすことを嘆いている。これまでの感謝を込めて父親の世話をしたいと思うが視力障害のため一人で世話をすることが難しいため無力感に陥っている。

2）状況的移行

　Bさんは、父親亡き後の生活に大きな不安を抱いている。父親が元気なときは散歩や買い物に出かけていた。視覚障害があるため一人で外出することができずに引き込もりの状態になっている。

3）健康——疾病移行

　Bさんは、父親亡き後は一人で生活することになり、地域社会から孤立した状態になることが予想される。

3．心理社会的ニーズのアセスメント

　Meleis博士は、「看護師は、役割移行期（role transition period）においてクライアントの心理社会的ニーズをアセスメントし、役割移行によって生み出される個人のニーズおよび不利益に基づく必要な介入を提供するのに最も適した立場にある」と述べている[3]。

　訪問看護師Cは、AさんとBさんの心理社会的ニーズをアセスメントし、役割移行によって生み出されたふたりのニーズに基づく必要な介入を提供したのでここに述べる。

1）Aさんの心理社会的ニーズのアセスメント

①死にたくない。

　娘の世話をするために1日でも長く生きたい。

②娘が孤立することのないようにしたい。

　叔母（亡くなった母親の妹）が近所に住んでいるが長年付き合いがない。叔母の訪問があれば娘は孤立することがない。

③娘が自宅で生活することができるようにしたい。

　住み慣れた自宅は、危険な箇所がわかっているため安全に生活することができる。住む家があるのに施設に入所させたくない。

④娘が支援を受けながらも、何とか自立した生活ができるようにしたい。

炊事、洗濯、掃除など家事のほとんどは父親が行っていた。少しは手伝うこともあったが、Bさんの家事能力は低い。

２）Bさんの心理社会的ニーズのアセスメント

①父親が生きているうちに感謝の言葉を伝えたい。

親子二人きりの時間があっても、なかなか自分の思いを伝えられていない。多くの愛情を与えてくれた父親に感謝の言葉を伝えたい。

②父親の世話をしたい。

訪問看護師が清拭と足浴を実施しているそばで、Bさんは座っているだけである。訪問看護師と一緒に父親の世話がしたい。何回か経験したら自分一人で父親の清拭と足浴を実施したい。

③父親に自立した自分の姿を見せたい、安心してもらいたい。

家事が一人前にできない娘のことを父親は心配している。叔母から家事を教えてもらい、炊事、洗濯、掃除ができるようになった姿を見せて安心させたい。

４．移行ケアプログラムの介入

Meleis博士は、移行理論には２つの重要な部分があると述べている。一つは、移行を支援し、ウェルビーイングを促進し、移行の結果として生じる変化への熟達を促進するための看護師の介入である[4]。

訪問看護師Cは、Aさんの状況をBさんの叔母に伝えた。叔母は快く協力を申し出てくれた。訪問看護師Cは、叔母と姪が良好な関係性を築けるように仲立ちをしていった。Bさんは、姪という新しい役割を受けいれることができた。叔母がBさんに家事を教えてくれることになり、少しずつ家事ができるようになっていった。さまざまな家事をするなかで「自分もできる」という自信をもてるようになってきた。家事を行うのは娘である自分だという役割意識が芽生えていった。家事ができるようになった娘のことをAさんは非常に喜んだ。叔母が毎日訪問してくれることや家事を修得できたことでBさんは自宅で生活を継続することが可能になり、Aさんは安心することができた。

父親の清拭と足浴を実施したBさんは、父親に保護されていた自分が今度は父親を保護する側になれたことを喜んだ。Bさんは、被保護者から保護者に変わり、老いた父親を介護する娘という役割を果たせるようになった。Bさんは、父親の世話をする中で感謝の気持ちを伝えることができた。娘の感謝の言葉に父親は涙を流して喜んだ。このように訪問看護師は、役割移行を支援し、ウェルビーイングを促進することができた。

Meleis博士は、移行理論のもう一つの重要な部分は、移行体験そのものを理解することであると述べている[5]。Aさんは、娘から清潔ケアを受けながら自分が保護する役割から保護される役割に移行したことを理解していた。死期が迫っていることを知ったAさんは、娘の父親という役割を

喪失する時期が近いことも理解していた。娘の世話をするために 1 日でも長生きしたいと言っていたＡさんが、死の受容ができるようになっていた。

　Ｂさんは、もうすぐ父親を喪失するという覚悟ができ、父親の安らかな旅立ちを望むまでに変化していった。さらに、自立して一人で生きる時期が来たことを理解していた。

　訪問看護師Ｃの介入は、ＡさんとＢさんの役割の熟達と幸福感を与えることができた。このことから訪問看護師Ｃの介入は、Ａさん親子に健全な移行を促進させることができたといえる。Meleis博士の言葉「看護のみが、健康への移行および幸福感を容易にする」[7] がある。まさにMeleis博士の言葉通りであった。

引用文献

1）アフアフ・イブラヒム・メレイス著 片田範子監訳：移行理論と看護　学研メディカル秀潤社　2019　p16

2）前掲書1）p19

3）前掲書1）p16

4）前掲書1）p96

5）前掲書1）p96

6）前掲書1）p96

7）前掲書1）p90

9）大腸がん患者のストーマセルフケア
　　──移行理論からの考察──

中川　ひろみ

1．はじめに

　メレイス博士の著書である "Transitions Theory: Middle-Range and Situation-Specific Theories in Nursing Research and Practice" [1] との出会いは、私がこれまで実践してきた看護を意味づけるものであった。著書には、患者の健康や疾病の変化、生活変遷などの移行への看護介入についての概念枠組みや根拠に基づいたケアのモデルの開発について論じられており、大変興味深いものであった。今回、メレイス博士の来日講演から移行理論の実践と教育について学ばせていただき、メレイス博士の長きに亘る看護への情熱に感銘を受けた。これまでに、私は臨床において皮膚・排泄ケア認定看護師として活動し、現在は入学における看護教育と認定看護師教育に携わり、大腸がん患者を対象とした周術期看護に関する研究に取り組んでいる。メレイス博士の講演から、ストーマ造設を伴う大腸がん患者のセルフケアについて、実践と教育の側面から振り返る機会を得たのでここに報告する。

２．大腸がん患者数の推移

　厚生労働省は2015年に「がん対策加速化プラン」[2]を発表し、がん予防と治療を推進している。しかしながら、2018年の「わが国の大腸がんの罹患数は15万2100例」[3]と、がん部位別で第１位を占め、増加していることから、更なる手術件数の増加が予測される。大腸がんは遺伝的素因や生活習慣などの環境要因の影響により傷害を受けた遺伝子が加齢とともに蓄積され、大腸粘膜上皮細胞から発生した大腸腺腫の一部ががん化することや正常な粘膜から大腸がんを発生する。また、大腸がん検診による早期発見や治療成績の向上から、高齢化とともに大腸がんの罹患数が増加していると考えられる。これらのことから、今後、手術件数とともに、がんサバイバーの増加が予測され、手術前から再発予防を見据えたセルフマネジメントを支援するケアシステムの構築が必要である。特に、ストーマ造設を伴う大腸がん患者におけるストーマセルフケアの確立は、Quality of life（QoL）に大きな影響を及ぼすと考えられる。

３．ストーマ造設を伴う大腸がん患者が抱える問題

　ストーマとは「人為的に腸管を体外に引き出して、開放した排便孔である」[4]。これまで禁制を保ち、排泄が自立していた大腸がん患者は、ストーマ造設によって失禁状態へと移行を経験する。排泄経路の変化は、ストーマ装具を必要とし、新たな排泄セルフケアを獲得することになる。特に、ストーマセルフケアの確立に至る移行プロセスは、臓器の喪失や疼痛、入院から退院など患者にとってさまざまな変化をもたらす。これらは、ストーマ保有者の身体的、心理的、社会的側面に大きな影響を及ぼす。さらに、ストーマ保有患者は、ストーマ袋からの排泄物の漏れや臭い、ストーマ合併症のひとつである湿潤関連皮膚障害（peristomal moisture-associated skin damage：MASD）による掻痒感など、ストレスを抱えていることが少なくない。米国では「ストーマ保有者の70%にストーマ周囲合併症がみられる」[5]ことが報告されている。また、ストーマ造設後のセクシュアリティやボディーイメージの変化は、スティグマとなるリスクがあり、無視や偏見、差別といった社会生活にも影響を及ぼす。また、新たな排泄経路を獲得するまでの移行は患者をより脆弱にし、時には、失業や離婚の危機などライフサイクルに大きな影響を及ぼす。さらに、阪神淡路大震災や東日本大震災における医療支援の経験から、ストーマ造設を伴う大腸がん患者は災害弱者となり、ストーマ装具の不足や水、ガソリンなどのライフラインが充足されないことからストーマセルフケアが困難となっていたことや避難所生活のためストーマ保有者のプライバシーが保持できない状況を目の当たりにしてきた。つまり、これらはストーマ造設を伴う大腸がん患者のスティグマとなり、QoLを著しく低下させる要因である。このことから、スティグマの増強を回避するには自助、共助、公助によるサポートが重要であると考える。

4．大腸がん患者のストーマケアセルフケア確立における移行理論の実践と教育

　移行理論は、人間の個人的な変化、家族の変化または精神的な変化が生じている時期の環境と人間の相互作用を扱う中範囲理論である。ストーマ造設を伴うがんサバイバーはストーマと共に生き、対処する個人の経験を持ち、新たな排泄管理のスキルを獲得し、人生の目標を持って行動していると考えられる。ストーマ造設は、排泄障害から身体機能に対する自律性を脅かすため、ストーマ保有者自身あるいは家族や社会においてネガティブな見方がなされる場合がある。このような結論は、ストーマ保有者とその家族にとって、ストーマ造設およびそれに関連する移行が長期にわたる苦痛および不安を引き起こす。したがって、ストーマケアに携わる看護師は患者と家族のネガティブな経験から意味を引出し、健全な移行をサポートすることが求められる。

　移行の様相は、入口（entry）、通路（passage）、出口（exit）の3つから構成される。移行の完了は、以前よりも安定した時期に達したことを意味する。ストーマ保有者のストーマセルフケアを獲得する移行プロセスを予防的または治療的に促進するケアを提供するためには、「プロセス（process）、気づき（awareness）、反応パターン（pattern of response）」[6]について分析する必要がある。移行の重要な特徴の1つは、それが本質的にポジティブであり、移行の完了は以前よりも安定した時期に達したことを意味するとメレイス博士は述べている。しかし、ストーマ造設（入口）による排泄障害やMASDなどによるストーマ合併症、ボディーイメージの変化（通路）などのネガティブな経験からポジティブな経験（出口）に移行することは、ストーマ保有者にとって、決して容易なことではない。ストーマを見ることで「命が助かった」というポジティブな反応と同時に、がんサバイバーであることや再発の恐怖や辛かった経験、ネガティブな感情を思い出すことにもなる。ストーマ保有者がネガティブな経験からポジティブな経験に移行するためには、看護師はストーマ保有者の思いを尊重しながら、残存機能やセルフケア能力を最大限に引き出す働きかけを行う必要がある。また、医療機関やコミュニティ、企業との連携や社会福祉などの政策の支援が必要であり、看護師は多職種間を調整する役割を担う。ストーマ保有者は心理的なサポートを受けながらストーマケアと日常生活で遭遇する問題を解決するための知識や技術、リソースを活用し、ストーマセルフケアを獲得し、移行を完了すると考えられる。

　さらに、移行への適応指標として、ストーマの受け入れや心理的な安定、健康状態、QoLなどの健康関連アウトカムがある。ストーマ保有者の移行への適応指標は、人と環境との相互作用における変化から移行の適応に至る場合もあり、プロセス指標が必要となる。メレイスらは、「看護は健康と知覚されたウェルビーイングをアウトカムとする移行を経験する人々の経験とプロセスに関与する」[6]と述べている。プロセス指標における移行の反応パターンには「つながりを感じる」「相互作用する」「居場所がある」「自信とコーピングを育てる」[7]ことが含まれており、ストーマセルフケアの確立を支援するためには、これらの反応パターンを評価し、効果的かつ調和的にケアを提供する必要がある。

最後に、看護の初学者におけるストーマケアに関する移行理論の活用について述べる。本学の学部教育においては、ストーマケアに関する演習を含めた講義を実施している。学生はストーマ装具を貼付し、排泄管理のスキルを身につけることで、ストーマ保有者の心理や身体的な苦痛のプロセスを追体験している。このようなストーマセルフケアに関する教育は、排泄経路の移行や医療機関から在宅への移行を学ぶためにも重要であると考える。少子高齢社会に移行しているストーマ保有者への医療とwell-beingへのアクセスを確保するためには、地域包括ケアを見据えた、さらなるケアシステムの発展と看護教育が必要である。

5．おわりに

　メレイス博士の講演と著書から、移行理論を用いてストーマケアの専門性を意味づけできることがわかった。また、看護特有の貢献は「幸福感（sense of well-being）」[6]という目標であり、大腸がん患者がストーマ造設によってQoLを損なわないように、移行のプロセスを分析して、生きる意欲を引き出すケアを提供することが重要であることを学んだ。メレイス博士が研究を積み重ねてこられた移行理論を看護実践および看護教育、看護研究に活用して、看護のさらなる発展に貢献していきたいと考える。

文献

1）Meleis AI. Transitions Theory: Middle-Range and Situation-Specific Theories in Nursing Research and Practice. Springer Publishing Company. 1-664. 2010. https://taskurun.files.wordpress.com/2011/10/transitions_theory_middle_range_and_situation_specific_theories_in_nursing_research_and_practice.pdf.（アクセス日：2019年1月25日）

2）厚生労働省：がん対策加速化プラン．http://www.Mhlw.go.jp/stf/houdou/0000107743.htm1.（アクセス日：2019年1月25日）

3）国立がん研究センターがん情報サービスがん登録・統計2018. https://ganjoho.jp/reg_stat/statistics/stat/summary.html.（アクセス日：2019年1月25日）

4）日本ストーマリハビリテーション学会編集：ストーマリハビリテーション用語集第2版．64．2003.

5）Gray M, Colwell JC, Doughty D, Goldberg M, Hoeflok J, Manson A, McNichol L, Rao S. Peristomal moisture-associated skin damage in adults with fecal ostomies: A comprehensive review and consensus. J Wound Ostomy Continence Nurs. 2013. 40（4）: p389-p399. doi: 10.1097/WON.0b013e3182944340.

6）Meleis AI, Sawyer LM, Im EO, Hilfinger Messias DK, Schumacher K. Experiencing transitions: an emerging middle-range theory. ANS Adv Nurs Sci. 2000. 23（1）: p12-p28.

10) メレイス博士の来日講演に寄せて
——宝ヶ池の自然の中で改めて「移行理論」を考える——

城ケ端　初子

はじめに

　2019年2月10日、メレイス博士の来日講演に参加するために、京都駅近くのホテルで前泊した。永年住みなれた京都から故郷石川県に移り住んで7年余りになる。7年ぶりに京都での朝を迎えていた。レストランで朝食をいただいて、ふと窓に目をやると雪が舞っていた。京都の2月は、底冷えのする時期である。京都駅あたりで雪が舞うということは、京都の北のはずれにある会場の京都国際会館あたりは銀世界であろうと想像した。因みに国際会館のある宝ヶ池は、私にとって特に思い出深い所でもある。60年前、中学を卒業して准看護師をめざして京都に来た頃、夏になると大自然の中にあった宝ヶ池で、大花火大会が開催された。当時、娯楽行事も少ない中で、私達生徒は、グループで山越えして参加する花火大会は、大きな楽しみの1つであった。この花火大会の最後のクライマックスで、宝ヶ池の両岸をつないで繰り広げられる大ナイアガラの滝は、壮大でいつか本物の滝を見に行こうと話し合ったりしたものである。今は宝ヶ池あたりも激変して、昔のおもかげはなくなったものの私にとっては、とてもなつかしい場所である。しかも今日は、その場でメレイス博士の講演が聴けるということは、とても幸せなことで期待と喜びで心が弾んで落着かなかったのである。

1.メレイス博士の「移行理論」との出合い

　メレイス博士の「移行理論」はわが国で翻訳され出版されていないために、知らない人が多いようである。実際に講演会に参加した人たちの中からも、もっと早く「移行理論」を学びたかったと残念がる声も聞かれた。私たちの認識はともあれ、博士は世界的に有名な看護学者である。「Nursing Theorists and Their Work」の著作の中に、ナイチンゲールを初めとする24人の看護理論家と活動について紹介されているが、メレイス博士もその中の一人である。アメリカでも多くの看護職者は、当然ながらこの理論を知っており、実践に活かしている施設もある。そうした意味では「移行理論」は、実践に活用できる理論の1つなのである。

　私が「移行理論」に、はじめて出合ったのは、28年前に留学していた看護系大学大学院看護学研究科の授業科目「看護理論」の中でのことであった。初めて聞いた私は、「メレイス博士の移行理論？」「どんな理論なの？」「メレイス博士ってどんな人なの？」と次々と疑問が湧いてくるのであった。まず、どんな人なのか調べてみた。

　博士は、ペンシルバニア大学教授、カリフォルニア大学サンフランシスコ校名誉教授でFAAN（米国看護アカデミー）会員。エジプト出身で、中東で初めて開設された看護学士課程であるアレキサ

ンドリア大学で、看護学士号を取得、その後カリフォルニア大額ロサンゼルス校で修士・博士を取得・看護研究家であり、看護教育者であり、看護理論家で実践を重視している看護学者である。「移行理論」は、長期間に亘り勤務されたカリフォルニア大学で研究活動を続けられて生まれた理論で、1985年に「Theoretical Nursing（理論看護学）」を出版。その頃、私が読んだ原書は、1991年出版の第2版であったと思うが、2018年には第6版が出版されたと聞く。それ程に読まれている書籍なのである。

　博士にはこの代表的な著書の他にも、多くの著書や論文がある。

　こうして大づかみではあるが、メレイス博士像が浮かんできた。次にメレイス博士は、「移行理論」以外で、どのようなことをして来られたのかを読んでみた。メレイス博士は、いわゆる「看護理論」をどのようにとらえておられるかを知りたいと考えた。

　看護理論の発展過程を読んでいると、博士のことが多く登場する。まず、看護は「実践の科学」であり、人間を対象にしていることは明らかになっていること。よい看護実践のためには、看護の知識体系が必要であり、その方向で発展してきたことを示している。この看護の知識体系には、看護実践を記述し、説明し、より良い結果を予測する上で、看護理論の果たす役割は大きいとメレイス（2012）、アグリッド（2014）他の看護学者が述べている。ここで博士の次の言葉が心に残った。「「看護理論」は実践への示唆はするものの、看護実践は複雑なので、1つの「看護理論」で、すべての現象を説明することは難しく、さまざまな「看護理論」を理解することが望ましい」[1]（メレイス2012）」と述べている。私も1つの看護理論がすべての患者に共通に使えるものではないことは確認済みである。特に文化の異なる国で開発された理論では、活用に注意が必要である。また、博士は、「看護理論」を次のように定義している。

　「学問における重要な事柄に関連し、体系づけられ、首尾一貫した組織的な表現である。理論はその学問の現象に関連した概念を持つ。概念はお互いに関連し合っている」[2]と。博士の考えに賛同しつつ関心が大きく膨らんでいった。

　次に「移行理論」とは、どのような理論であるのかを整理した。

2．「移行理論」とは、どのような理論か？

1）移行とは何か？

　「移行」という言葉が簡単なようでわかりにくかった。辞書によると、移行（Transition）とは、ある状態から他の状態へ移っていくことである（大辞泉）[3]

　博士によれば移行とは、むこう側に渡ることを意味することであり、通路を変えるあるいは、あるものを他のものに変えることであるという。例として、学会のための準備などについてあげている。確かに学会参加を想定すれば、仕事を休むために必要なさまざまな準備や日程の予定を立てたり、それまでにしておかなければならない用事に関する処理などしなければならない。こうしてみ

ると、考えていることに変化が出てくるが、これも移行の１つであるとの説明があった。

　メレイス博士は、移行とは「ある状況や状態から、ほかの状況、状態、あるいは場所などへ移ることで、時間や行動だけではなく、考えや気持ちの変化とも含まれる」[4]と述べている。確かな考えや気持ちが変化すれば、行動も変わるものである。学会に出かけるときは、自分自身の考えが変化し、その準備をしようと思って実際に具体的な行動に移っていくことになる。

　「移行」という概念が、今ひとつわかりにくかったものの、具体的な例を聞いていると、毎日の生活の中でさまざまな移行をしていることになると思うと、何と身近なことであるかと思わされた。

　さらに博士は、いろんな場面で生じることであるが、「病棟看護師にとって最も重要なことは、健康から疾病の状態に移行したこと、入院したこと、病院から在宅療養することになること。この移行をいかに患者がストレスなくできるかを支援することである。[5]」と述べる。この例示で、私はかって臨床で勤務していた頃がよみがえってきた。

　患者にとって入院や退院は大きな出来事であり、患者にとって生活も大きく変化していくことになる。病室という限られた環境で、多くの規制の中で、病気治療をしていくことは、場所の変化等、さまざまな変化の中にいる患者に、この移行をどのように快適にできるかが、看護職に問われることになると思われる。

２）「移行理論」とはどのような理論か？

　「移行」の概念が少し分かったところで、「移行理論」とはどのような理論かについての学びを続けた。

　メレイス博士によると、役割理論とは「人間の個人的な変化、家族の変化または精神的な変化が生じている時期の環境と人間の相互作用を扱う中範囲理論である」[6]という。人間にとってのさまざまな変化が起きている時期の人間と環境の相互作用に関わる理論であり、中範囲理論であるという訳である。中範囲理論であるということは、臨床などで活用できることをも示している。

　また、移行理論は「疾病、慢性化、１つの医療施設から別の医療施設への移動、入院、退院、回復、治療、災害など、人々の健康に影響を与えるイベントに刺激されて生じる個人、家族、コミュニティが直面する変化に対応する」[7]とも述べている。

3）「移行理論」の理論的枠組みについて

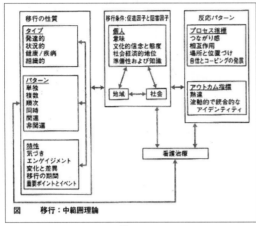

図　　移行：中範囲理論[8]

「移行理論の枠組みの構成要素は次の6つであり、これらの要素は相互に関係しあっている。(図1)[8]

※6つの要素

（1）移行のタイプとパターン
　　　（Types，Patterne）

（2）移行経験の特性（Properties）

（3）移行条件：促進因子と阻害因子
　　　（Transition Conditions: facilltazors
　　　and Indicators）

（4）プロセス指標（Process Indicators）

（5）アウトカム指標（Outcom Indicators）

（6）看護治療（Nursing Indicators）

（1）移行の性質（タイプとパターン）

　　移行のタイプとパターンについて述べている。看護師が患者や家族とかかわる時に出合う移行のタイプは、発達的、健康——疾病、状況的、組織的移行であることは、メレイス初め他の看護学者も述べている。患者、看護師関係の中では、対象の成長発達段階であったり、健康と疾病との連続性や状況などの移行について、看護師は対処していくことになるのであろうと思った

　　また、タイプとパターンは、患者がどのような移行を体験しているのか（単純な移行と複数の移行）見きわめること、複数の移行では、同時に起こったのか、程度や他のイベントとの関係性など考慮が必要となると博士は述べている。

（2）移行経験の特性

　　特性は、個別なものであるが、複雑なプロセスが関連したものでもある。この要素の中には、気づき、マネジメント、変化と差異、移行期間、重要ポイントとイベントの内容が含まれる。

（3）移行条件：促進因子と阻害因子

　　個人、コミュニティ、社会的条件は、移行プロセスや移行の結果を促進したり阻害したりすることがある。移行条件には、個人的条件、文化的信念・態度、社会的経済的地位、準備性および知識が含まれているとしている。

（4）反応パターン

　　反応パターンにはプロセス指標とアウトカム指標が含まれる。

①プロセス指標

　ウエルビーイングをアウトカムする条件を経験する人たちの経験とプロセスに関与すると述べている。(Meleis, Trangenstein　1994)

　プロセス指標には、つながり感、相互作用、場所と位置づけ、自信とコーピングの発展が含まれる。

②アウトカム指標

　熟達、流動的で統合的なアイデンティティが含まれる。

（5）看護治療

　　以上「移行理論」の枠組みを概観したが、留学当時は理論の枠組みの各々の要素についても十分な理解には達することができず、さらに詳細を学び臨床で活用できる段階に至りたいと願っていたものである。

３．宝ヶ池の大自然で改めて「移行理論」を考える

　帰国後、私は大学および大学院看護学研究科での仕事を続けてきた。その中で「看護理論」は20年余り教えてきた。しかし、メレイスの「移行理論」には触れてこなかった。

　いつの日か、しっかりと学びたいと思いつつ、月日が過ぎていった。そして、その機会がめぐってきたのである。楽しみに講演会に出かけた。博士の講演はとても分かりやすく、あらためて「移行理論」を学びたい、と思った。今の私の課題は次の3点である。

1）「移行理論」はどのようにして生まれたのかという基本的なところより始めたい。

　　「移行理論」はどのような経緯で生まれたのか？どのように発展してきたのかを学びとっていくこと。

2）移行理論をどのように教えるのか

　　「移行理論」は研究、実践、教育、管理の分野で活用されているが、いづれも有用であることが明らかになっている。では、私が大学院の教育で「移行理論」を教える時は、どのように展開できるのかを考えてみた。大きく3段階である。

　まず、「移行理論」の生まれた社会的背景及びメレイス博士の歩んでこられた経歴と、生まれた理論の発展過程を学ばせること。

　　次に「移行理論」の枠組みと要素の意味するものと相互の関係性について学び、大づかみな

理論の理解に進めるようにすること。さらに、事例を用いて看護の展開をすること。次年度より試みたいと考えている。

3）移行理論は臨床でどのように活用されるのか。

　　入院、退院、転棟あるいは在宅ケアに移行する時、患者や家族は大きな変化を体験する。この変化についてメレイス博士は、変化は「身体的・心理的、家族的、組織的、環境的なものである。こんな変化は、日常生活、習慣、関係、役割への混乱を反映する人間の経験であり、反応を引き起こす。それらは個人や重要他者に影響を与える」[9]と述べている。

　　その時の患者の状況は大きく高まり、看護者の支援が必要である。

移行理論を臨床で用いる場合には、患者と家族のニーズをアセスメントし、移行のプロセスを通してよいアウトカムが出きるようにし、ウェルビーイングなQOLを高めるケアの提供によって、望ましい移行が達成できるものである。

　　看護師の役割は、「移行理論」を活用し、患者と家族のよりよい状態の体験ができるように努めていくことではなかろうか。

おわりに

　　初めてお会いできたメレイス博士は、エネルギーの塊ともいえそうなお元気な姿で、全身から溢れる情熱と看護学者としてのオーラが漂っているように感じた。

　　16時30分に講演と質疑が終わると、メレイス博士による著書のサイン会が始まった。一緒に参加した私達のグループは、サイン会の長い列に並んだ。博士は、一人一人の受講生に、2言、3言お話を交わしつつ、著作にサインをしておられた。楽しそうな雰囲気に何を話しておられるのか？と思いつつ進んでいく。私の順がまわってきた。疲れを知らないような博士の活発な声が飛んできた。まず、笑顔で“こんにちわ、お元気？”“はい、有難うございます。”に始まり“どこから来たの？”の質問。私は“金沢からです。金沢ってご存じですか？”と答えると“知っていますよ。歴史的な町でしょ。ステキな所ですね。私も行ってみたいけど今回は無理ね”と話された。最後に私は、博士の講演はとてもエキサイトな内容だったと話すと、顔いっぱいの笑顔で“Thank you”を連発し握手をして下さった。暖かい力強い手であった。“Have a nice day.”の声に“You too.”の挨拶を交わして博士との短い会話の時間が終了した。後で“ネェ、先生、博士と何を話していたんですか？　いいなあ…”と大学院生の一人に声をかけられて苦笑した。“ささやかなことよ”と私。このサイン会の風景と頂いたサインは下に示す通りである（写真参照）。

　　この講演会に参加した人達の声には、講演会で直接、博士の理論が聞けたことは、とても素晴らしいと共に、理論の概要が見えてきて活用できるような気がすること。著作を読むだけでは得られないものを頂いた感じを強くして、理論への親しみがまったく異なる等の意見でうれしい思いがし

た。このような来日講演を聴く機会を作ることも、私の大事な役割であると考えている。直接、看護理論家にお会いでき、講演を聴くことで、理論家の人柄やパワーを感じて、刺激をうけるすばらしい機会である。これからも、来日講演の機会を大学院生や臨床の仲間達と共有していきたい。そして、理論を実践に活かす方策を検討するとともに、講演会での学びを文字にして残していく努力も続けていきたいと考えている。こうして、さまざまな思いを残して、思い出の宝ヶ池での会場におけるメレイス博士の講演は終了した。

文献

1）筒井真優美編：看護理論家の業績と理論評価　医学書院　2015　p26

2）前掲書1）p26

3）デジタル大辞泉

4）メレイス・A・I, 片田範子監訳：移行理論と看護　学研メディカル秀潤社　2019　p3

5）前掲書4）p4

6）前掲書4）p86

7）前掲書4）p8

8）前掲書4）p66

9）Martia Raile Alligood , Ann Harriner Tomey: Nursing Thearists and Their Wark, Seventh edition, Mosby Inc

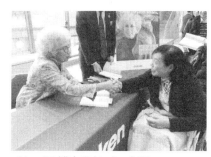 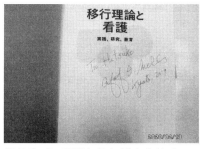

メレイス博士のサイン会で　　　　　緑色のペンで書かれた博士のサイン

11）メレイス博士の来日講演に参加して

本島　幸子

　恥ずかしながら、私は私のお世話になっている教授からこの講演会のことをお聞きするまで、メレイ人博士の存在や移行埋論について全く知らなかった。教授に勧められるがまま、わけもわからず参加したのだが、まず膝上のタイトスカートに身を包み、ヒールを鳴らしながら颯爽と登壇されたメレイス博士の凛とした姿に圧倒された。私の調べでは博士のお年は70代後半のはずであるが、とてもそのように見えない。どうしたらあのようなナイスバディを維持できるのか？　移行理論よ

りもそちらの方が気になってしまった。

　メレイス博士は講演の中で、この移行理論を構築するために40年の月日を費やしたと述べており、移行理論にかける情熱と一つのものを創り上げるために地道な努力を惜しまない博士の姿を垣間見ることができた。しかし、決してメレイス博士一人でこの偉業を成し遂げたわけではない。メレイス博士の周りには多くの移行研究のメンバーが存在し、その方達と共に、患者や看護者、移民や難民、親になる人々、新卒者などの臨床観察を重ね、様々なケースで移行が起こっていることを明らかにした。このサポートシステムがあったからこそ今の移行理論が確立されたのである。移行理論の考えに賛同し、メレイス博士と共に学び研鑽を積みたいと集った仲間達の存在はとても大きいものであったと想像する。これだけの大きなプロジェクトを統括し、多くの仲間達の心を引きつけたメレイス博士の才能や人となりを感じることができた。

　移行理論の特徴の中に、「欠けている部分だけに注目するのではなく、その人の持っている強みや良さに着目すること」がある。患者さんを目の前にした時、看護問題として問題にばかりに目がいき、問題を解決するという視点に立ちやすい。日常の生活の中においても、とかく人の欠点ばかりが気になり美点を見落としてしまうことがある。できればその人のいいところを伸ばし、その人が自分の美点に気づいていなければ気づかせてあげたい。そんな優しく温かい眼差しや想いが、この理論には詰まっているような気がした。そして、目の前にいる人のニーズを捉え、その方が安心して健全な移行ができるようにするためにこの理論があるのだと、私は講演を聞いて解釈した。

　メレイス博士から博士の著書にサインをいただいた時のことである。メレイス博士が私の顔を見るなり、「Tired ？」とおっしゃった。確かに講演を聞いている最中、英語力のまるでない私はメレイス博士の言葉をそのまま理解することができず、通訳の方の言葉を追いかけるのが精一杯であり、こんなに集中して人の話を聞いたことがあっただろうかと思う程、一言も漏らすまいと必死でメモを取っていた。そのため、普段あまり感じることのない特別な疲労が生じていたのかもしれない。しかし、先生の素晴らしい講演に感動していたため、私の中ではその疲労感を感知しておらず、「No!　Happy!」と訳のわからない言葉を発してしまったのである。ところが、その晩21時30分には床に就き朝までぐっすり眠ったことから、そこで初めて疲れていたことを自覚することになった。前日のメレイス博士とのやり取りを思い出し、今まで多くの方々と関わられてくる中で、相手のしぐさや表情などから、瞬時にしてその方を捉えケアしてきた博士の観察力や洞察力の凄さ、そして優しさを目の当たりにした。人を大切にする慈愛に満ちたメレイス先生との一瞬のやり取りが、私にとって忘れられない出来事となった。

　最後に本書の執筆を依頼してくださった城ケ端初子教授と、この講演会の参加を勧めてくださった藤原聡子教授に深く感謝いたします。

12）臨地実習指導者の役割移行（移行理論）に関する看護研究プロセス

西山　ゆかり

Ⅰ．はじめに

　Afaf. I. Meleis博士の来日講演会に参加し、約16年前に役割理論（移行理論）を基盤に質的研究に取り組んだことを思いだした。その当時は、量的研究が主であり質的研究が論文として採択されることは難しかった。2019年の今ほど『移行理論』が看護界に知られていたらと考えながら、その当時に看護系学会に投稿し採択されなかった論文を読み返し、研究のプロセスと著者のこれまでの看護教育者としての役割移行について考えてみた。その時の論文を最後に資料として添付しているので、読んで頂けたら幸いである。

Ⅱ．研究的取り組みと理論との出会い

　初めて移行理論と出会ったのは、2001年頃だったと思う。そのきっかけは、自身の臨地実習指導者としての経験から始まった。

　著者は、看護師として約5年間臨地実習指導者の役割を担い、看護学生の臨地実習に携わってきた。臨地での学生との関わりは、日々の看護業務の一部であり、実習指導の第一義的役割として学生を育てるというものではなかった。臨地実習を授業の一部として考えられるようになったのは、教員（助手）として学生と関わるようになってからであり、その当時は学生の一生懸命な姿に驚き、看護する喜びを学生が語る時、学生の看護に対する純粋な思いに自分がどのように応えてよいのか戸惑い、看護教育者として学生にどのように関わることが、教育的関わりなのかが分からず混沌としていた。勿論、学生からのフィードバックは、臨地実習指導者のあり様に重要な気づきを与え、臨地実習指導者自身の成長につながるものである[1]ことは分かっていたが、実際に多くの臨地実習指導者は、実際にはどのように看護教育者として成長していくのか、自己をどのように訓練して一人前の臨地実習指導者になるのかという疑問をもち、研究がスタートした。

　しかし研究経験のない著者は、どこからこの疑問を明らかにすることができるのか皆目見当がつかないでいた時に、1987年の看護研究Vol.20（1）に掲載されていたAfaf. I. Meleisの『看護理論と研究』という論文にであった。そこには研究においては、理論がしっかりしているということが、その結果の妥当性と信頼性を保証することになり、健全な方法論に基づいて研究を行う必要があることが記されていた。そして看護学の研究をする主な前提は、看護学の指標となるものとして7つの前提が示され、その中の「実践は学問における中心となす。研究の出発点はまず実践である[2]という文章に心を揺さぶられ、自分は研究の初学者ではあるが、臨地実習指導者としての実践経験がある、これを何とか研究としてやり遂げるための理論がどこかにあるのではないかと考えていた。更にこの論文には、1）役割移行は、個人または環境に変化が起こっているとして、個人または他

者によって認識される期間であること、2）人の発達的移行や状況的移行、あるいは両方を一度に経験している人を対象として捉える事ができること、3）その人がその経験に意味づけを自らおこなうということも包含し、面接のときに意味づけを再定義することができる、とあった。これらMeleisが述べていることを、1つ1つ整理することで研究の枠組みが組み立てられるのではないかと模索してみたものの、結局は、恩師である野島良子先生に導いて頂き、G. H. Meadの自我論に辿り着いたのを今でも覚えている。

Ⅲ．研究枠組みに辿り着くまでのプロセス

　研究の枠組みは何とか見つかったものの、漠然としていた研究のクエッションを明確化するためには、まさに文献検討である。臨地実習は、授業の一形態であり[3-5]、臨地実習が授業として成立するための条件は、臨地実習指導者が臨地実習を組織化し、学習過程を理解し、個々の学生に適切な教育上のアドバイスができることが必要である。臨地実習指導者に不可欠な条件は、指導内容を熟知していること、指導の方法を知っていること、学習活動や効果を充分に理解していること、学生の学習意欲を呼び起こすこと[6]である。したがって1）臨地実習指導者の役割について、2）教育における専門能力について、3）臨地実習指導者の成長について、4）臨地実習指導者の社会化についてまとめ、臨地実習指導者の職業人としての成長過程に関してどのようなことが明らかになっているかについて検討していった。

　更に文献検討と平行して、まず理論的枠組みとして、この役割移行の基盤となる社会学『役割理論』『象徴相互作用理論』について学修し、臨地実習指導者の職業人としての社会化の過程を、職業自我の発達の側面から明らかにすることができることが分かった。しかし人の自我は個人の中で発達するのか、それとも集団・社会の中で発達するのかが分からず、結局、自己の経験から最初は身近な個人をモデルとして発達し、発達する段階で社会や集団の人々をモデルとして職業的自我は発達するのではないかという仮説を立て、G. H. Mead の象徴相互作用理論（自我論）を、理論的枠組みとして研究を進めることとした。

Ⅳ．自我論を研究枠組として

　G. H. Mead（1973）は、「自我の十全な発達にはふたつの一般的段階があり、その第一段階では、ある個人の自我は、かれが他の個人たちといっしょに参加している特定の社会的行動に、他の個人たちが彼に対して、および互いの間で特殊な態度を組織化することだけで形成される。第二段階では、自我は、こういう特殊な個人的態度の組織化によってだけでなく、一般化された他者で、または彼が属している社会集団全体の社会的態度の組織化で形成される。そして自我は、こういう他者の個人的態度を組織化された社会的態度、もしくは集団へと組織化することで、その十全な発達を達成する」[7]（p. 169）と述べている。G. H. Meadの象徴相互作用理論では、人の自我は常に他者

との関わりにおいて生まれ、発達するものであり、第一段階では、人は自分の生活に重要である身近な人々をモデルとしてその役を演じることを通して自分の在り方を知り、他者の期待に一致した行動をとるようになる。第二段階では、より自分の行動を具体化していく共に、人は同時に複数の社会的役割を取ることができ、社会から期待される役割を取るようになるとみなされている。この考えに基づくと、著者がやろうとしている研究では、臨地実習指導者が初心者から一人前の職業人として成長発達する過程を、臨地実習指導者の職業自我の発達過程に置きかえることができる。

　臨地実習指導者の社会化の過程を職業自我の発達の視点から考えると、職業自我の発達の第一段階では、ある臨地実習指導者の職業自我は、初心者の臨地実習指導者が看護教育者たちと一緒に参加している集団の身近な人との関わりにおいて生まれ、重要他者との言語や身振りなどのシンボルのやり取りの過程を通して、重要他者から送られたシンボルを自らの中に取り込み、有意味シンボル化し、臨地実習指導者としての役割を演じることでその役割を明確化することが出来ると考えられる。職業自我の発達の第二段階では、臨地実習指導者の個人的役割の明確化だけではなく、第一段階と同じ方法で、複数の看護教育者から送られたシンボルを自らの中に取り込みまとめ、有意味シンボル化し、一般化された臨地実習指導者としての役割が明確化されることで、臨地実習指導者としての行動がとれる。そして自らの意識の中に行動を内面化することで役割の受け入れができ、臨地実習指導に対する他者の態度を取り込むことで、看護教育者の社会集団全体がもっている社会的態度の組織化が行われる。そして看護教育者としての役割を演じることができるようになり、社会から期待される看護教育者としての役割を取るようになり社会化されると考えられる。
これらのプロセスを経て行った研究が、最後に資料として添付している、G. H. Meadの象徴相互作用理論を枠組みとして役割移行理論を用いた研究「臨地実習指導者としての職業的社会化の過程：看護系大学・短期大学教員22名を対象とした質的分析」である。

Ⅴ．役割移行を促進する重要他者とリファレンスグループ

　役割移行の研究を通して今考える重要他者について考えてみる。今、著者が、助手、講師、准教授として職業的社会化を経て教授として役割移行しようとしている。今までの看護教育者としてのプロセスを振り返ると、重要他者から援助を受ける事で、自らの行動を客観視し、失敗体験や成功体験を言語化させ、経験の意味を理解し、看護教育者としての力を引き出して貰っていた。また、リファレンスグループから自分の経験を意味づける援助を受けることで、今度はリファレンスグループから受けた援助と同じ方法で学生の経験を意味づける方法を学び、援助する力を身につけてきたと思う。

　これからは、助手・助教の先生を如何に看護教育者として行動を変化させ、看護教育者として役割移行することを支援するかを考える時期にきていると考える。Lumは、最初の職業体験というのは、専門職としての社会化の流れの中で捉えなければならない。その最初の体験は、一連の社会

化のプロセスにとって有意義であり、教育課程を通して教えられてきた価値観、規範、そして行動様式が最も身に付きやすいのは、職業履歴を開始するまさにその時期に他ならない[8]と述べている。看護系大学における教員は、何年か看護師として実践を経験した後に大学の助手・助教として臨地実習に携わる。しかし「教師教育」を受けることを義務づけられていないため、Lumが述べている公式の教師教育を受けずに、最初の職業体験を経験することとなる。そして看護教育者としての価値観や規範が明確化されない状況下での行動をとらなければならないことを考えると、現実の行動と臨地実習指導者としての行動とを比べるべき規範や価値観をもたない状況にあると言える。その為、行動への期待に関して役割不一致がおこってくる可能性もある。大学における看護教育者としての職業自我の発達過程においては、「教師教育」が実践を通して同時に行われるため、その後の社会化のプロセスがいかに円滑に行われるかは、それを支える人的環境をいかに整えるかにその鍵があると考える。従ってこれから担う著者の役割において大切と思われることを看護教育の観点から1）リファレンスグループは、初心者の臨地実習指導者が看護教育者として役割行動がとれるように、看護教育者のあるべき姿を見せ、看護教育者として心から尊敬できるような役割モデルを示す必要がある。2）リファレンスグループは、臨地実習指導者の成長を、職業的社会化のプロセスの中で考え、看護教育者としての成長を助ける必要がある、と考える。最後に、著者自身の看護教育者としての社会化のプロセスにおいては、助手・助教・講師・准教授・教授の先生方は看護教育者の準拠集団の一人であり、著者の役割移行にとってとても大切な重要他者・リファレンスグループであるということを再認識した。

おわりに

　今回、Afaf. I. Meleis博士の来日講演会に参加し、移行理論を通して、自己の看護教員としての役割移行プロセスを想起する機会を得ることができた。看護職としての役割を基盤として、そこの新たな教育者としての役割が追加されることでその職業自我は発達してきた。移行段階において、常に他者との関わりにおいて自我が生まれ発達し、常に身近な人々をモデルとして、その人たちの変動や行動を自らの中に取り込みながら、教育者として社会化されてくる。そして移行が確立した時に成熟した教育者となり、その役割を演じることを通して自分の在り方を知ることになり、また新たな役割が生まれ移行していくと考える。

文献

　1）雄西智恵美，佐藤禮子，井上智子，＆武田祐子：臨床実習における学生の学習効果に関わる実習指導者の態度・行動―学生による臨床実習指導の評価の分析から―. 日本看護学教育学会誌，2（1）1992　p23-32

　2）Afaf. I. Meleis：看護理論と研究，看護研究，20（1）1987　p3-27

　3）杉森みど里，舟島なをみ：看護教育学　第6版　医学書院

4）舟島なをみ：看護学実習に関する看護教育学的検討　看護教育　37（2）1996　p108-113

5）藤岡完治：臨地実習教育の授業としての成立　看護教育37（5）1996　p94-101

6）杉森みど里：臨床指導者の役割，看護実践の科学10（1）1985　p63-66

7）Mead, G. H.（1973）: Mind, Seld, and Society; from the standpoint of a Social Behaviorist. Edited and with an Introduction by Charles W. Morris. Chicago: The University of Chicago Press, 稲葉三千男，滝沢正樹，＆中野収訳：精神・自我・社会. 青木書店. 1999

8）Lum, J L J.（: Reference Groups and Professional Socialization. (In)Hardy, M. Conway, ME., (Ed.). *Role Theory: Perspectives for Health Professionals*. Norwalk Connecticut: APPLETON-CENTURY-CROFTS 1978 p137-156.

資料　臨地実習指導者としての職業的社会化の過程：看護系大学・短期大学教員22名を対象とした質的分析

西山ゆかり

Professional socialization process as a clinical instructor: A qualitative analysis of 22 faculty members of junior nursing colleges and universities

Yukari Nishiyama

要旨：

　臨地実習指導者の職業的社会化の過程を、1）職業自我の発達過程、2）準拠集団の2側面から明らかにするために、臨地実習指導の経験を有する25名の大学教員（2名はデータ分析からは除外）にIn-depth interviewを行った。録音後逐語録に転記した面接内容をKJ法で分析した結果、2761の意味項目が得られ、1）初期の臨地実習指導者の行動と思考、2）行動の変化、3）思考の変化、4）準拠した人びと・もの・こと、5）成熟した臨地実習指導者、6）看護教育者の組織に所属、の6ユニットに分類された。

　臨地実習指導者の職業的社会化は、1）看護の実務者から教育者へと役割移行する段階、2）個人的態度の組織化が行われる職業自我の発達の第1段階、3）社会的態度の組織化が行われる職業自我の発達の第2段階、4）臨地実習指導者としての職業自我の確立段階を経て行われていくといえる。

　本研究の結果は今後臨地実習指導者養成のためのプログラム開発に向けて、重要な手がかりを提供すると思われる。

キーワード：臨地実習指導者、職業的社会化、職業自我、準拠集団

はじめに

学生が看護の専門的知識、技術、判.断力を統合して高度な実践能力を身につけていく総合教育としての臨地実習は授業の一形態であり[1-3]、臨地実習で学生が効果的に学ぶためには、実践の場で看護の実務に直接的に携わりながら、学生の指導にあたる臨地実習指導者の教育的機能が重要な鍵になる。臨地実習指導者は学習過程を理解したうえで学生が経験してきたことを再構築して実習を教材化し、後に続く経験の意味がより豊かになるように方向づけ[4]、情報提供や学生の成長を支援し、学生が経験と理論を統合するための環境を整備する役割をとりながら[5]、個々の学生に適切な教育上のアドバイスができなければならない。2002年3月の看護学教育の在り方に関する検討会の報告[6]は、看護実践能力の育成における臨地実習の意義について、「看護の方法について"知る"段階から"使う""実践できる"段階に到達させるために臨地実習は不可欠な過程である。」と述べて、臨地実習指導者の果たす役割が極めて大きいことを示唆している。しかし、我が国における臨地実習指導者の養成は看護師養成所の運営に関する手引き第7-1に規定する8週間の実習指導者講習会があるのみである。その結果、看護師が臨地実習指導について必要な専門的知識や教育技法を体系的に習得する機会に恵まれないまま臨地実習指導に携わり、戸惑いや不安等を経験しながらいつのまにか独り立ちして、看護基礎教育の重要な一翼を担うようになっていくのが現状であるように思われる。このような状況は、実践の場において学生の看護実践能力の育成に直接関わる臨地実習指導者自身の能力開発を組織的に支援するプログラムが早急に準備される必要があることを示唆している。

I．研究の背景

臨地実習指導者に必要な条件として、杉森[1,7]は、1）学生への指導内容を熟知していること、2）指導方法を知っていること、3）学習効果について理解していること、4）学生の学習意欲を呼び起こせることをあげている。一方、臨地実習において学生が望む教師像は、1）教師のパーソナリティ、2）教師と学生の相互理解、3）教師の指導行為、4）教師としての能力、5）教師による学生の評価から構成されており[8]、臨地実習における教師の役割は、それを学習環境のコーディネートという表出的役割におく教師側の観点と、学生を学習目標へ向けて積極的に指導してくれる道具的役割におく学生側の観点とに分かれている。

すぐれた教師は看護の初心者である学生に理解できるような方法で、概念とそれらの繋がりを明確に説明できる。説明とは事柄の内容や意味を、送り手が受け手に言語を通して伝達するコミュニケーション技術であり、学生指導の一つの方法である[9]が、看護実務者から臨地実習指導者へと新たに役割移行した看護師がこのような指導方法に習熟していくためには、「援助・教授する＝学習する」という状況のなかで自己をふり返って自律的感覚を能動的、積極的に獲得したり[10]、自己の経験を他者と共にリフレクションしたりすることで経験を立体的に膨らませて学びを深め、自分

なりの方向性を見いだしていく機会をもつことが必要である[11]。坪井と安酸[12] は看護教師の臨地実習に対する自己効力とその関連要因について調べ、教師の自己効力には研修回数や時間よりも、経験に対するその人の主観的な評価が大きく関与していることを明らかにしているが、臨地実習指導者たち自身は、自己の専門性を高めるための研修や研究に積極的に取り組み、臨地実習指導者としての適正を自覚し、役割を自己実現の手段として受けとめることが学生指導への積極的役割遂行能力の形成に重要であるとの認識をもっている[13]。しかし、これらの研究は既に臨地実習指導者として機能している人びとの役割と教育に関する専門能力、あるいは職業人としての成長を促す要因について検討したものである。

　臨地実習指導者は看護実務者から臨地実習指導者へと転身する場合が一般的であり、臨地実習指導者になることは看護の実務者から看護の教育者へと役割移行することを意味している[14,15]。新しい役割に移行した新人の臨地実習指導者が教育者としてスムーズに機能していけるようになるためには、看護教育者として職業的社会化がなされる必要がある。専門職者の職業的社会化の過程についてDalton, Thompson と Price[16] は科学者・技術者・会計士・大学教授の4分野550名に面接して、その結果を、その人の中心的活動、役割としての第一義的関係、他者との心理的構えの3局面から分析し、1）新人段階から徐々に自立し、2）独り立ちして仕事をこなし、3）一人前の専門職者へと成長し、4）指導者として他者の責任を引き受ける熟達者へと成長していく4つの段階に分類している。つまり、職業的社会化とは個人が他者との相互作用を通じて、その所属する社会で標準とされる行動様式を身につけ、社会の文化を内面化しながら成長していく過程である[17-19] といえる。Bullis[20] は社会化を新人が組織のメンバーになっていく過程と定義したうえで、職業的社会化を、その職業の価値、伝統、義務と責任を内面化する意識下の過程と規定している。すなわち、職業的社会化とはそれを通して専門職者としての自我が発達し確立していく[20,21] 過程であるといえる。

　自我は意識や行動の主体を外界や他者と区別している概念であるが、Mead[22] は象徴相互作用理論において、その十全な発達は2つの一般的段階を通して行われるとみている。個人的態度の組織化が行われる第一段階と、社会的態度の組織化が行われる第二段階である。第一段階では、人は自分の生活のなかで重要である身近な人びとから言語や身振り会話など、シンボルの授受を通して他者の態度を採ることができるようになり、他者をモデルとしてその役割を演じることを通して自分の在り方を知り、他者の期待に一致した行動をとるようになる。第二段階では、授受されたシンボルを取り込んで有意味化することによって共同体の態度を採り、自分の行動をより具体化していくとともに、複数の社会的役割をとることがでさ、社会から期待される役割をとるようになる。

　この考え方に基づくと、看護実務者から役割移行した初心者の臨地実習指導者は、先輩教師やナースなど身近な人びとから、彼らの言動や身振り会話などのシンボルの授受を通して、彼らの態度を自らのうちに取り込んで、臨地実習指導者としての個人的態度を組織化していく職業自我発達の第

一段階と、自らのうちに取り込んだシンボルを意識の中に内面化することによって有意味シンボル化し、シンボルを投げかけた人と同一の意味をそれらに持たせ、彼らのとる態度を看護教育者の共同体の態度として採りいれ、社会的態度を組織化していく職業自我発達の第二段階を経て、臨地実習指導者として職業的社会化されていくと思われる。この過程において先輩教師やナースが準拠集団として機能するであろうと思われる。

　職業的社会化がスムーズに行われることがその後の能力開発にとって重要であるが、看護における臨地実習指導者の職業的社会化に関する研究は限られている[15,23,24]。臨地実習指導者がどのような職業的社会化の過程をたどるかが明らかにされることによって、看護実践の場で教育の重要な一翼を担う臨地実習指導者の能力の効果的開発に向けたプログラムの準備に有用な基礎資料が提供されると思われる。

Ⅱ．研究目的

　本研究の目的は臨地実習指導者としての職業的社会化の過程を、1）職業自我の発達過程、2）準拠集団、の2側面から明らかにすることである。

Ⅲ．研究方法

　本研究では質的記述的研究方法を用い、データ収集のためにIn-depth interview を実施した。臨地実習指導者としての職業自我の発達過程においては、当事者がその職業の役割とその職業の一部分としての自我を現実的に知覚しなければならない[25]。当事者が職業の一部分としての自我をどのように知覚しているかは、自我発達の各段階に応じて様々な人との間で行われるシンボルの授受を通して表されてくると思われる。従って臨地実習指導者の職業的社会化の過程を職業自我の発達過程の側面から明らかにするためには、研究参加者の経験や感情について記述し、その状況の中での研究参加者の感情や行為の意味を明らかにすることができる[26] In-depth interviewを用いた質的記述的研究方法が最適と思われた。研究参加者は、設定された条件を備えた者が特定の組織内で一定程度まとまって得られるとは思われなかったので、連鎖式サンプリング法を用いて募集した。面接内容は研究参加者の了解を得て録音し、逐語録に転記したうえでコード化し、KJ法[27,28] を用いて解析した。解析結果の信頼性と妥当性は5年以上の臨地実習指導経験をもつ看護教員2名が合意に達するまで討議して担保した。

1．用語の定義

　本研究で用いる用語を以下のように定義した。

【臨地実習指導者】とは、臨地実習をとおして、看護学生に看護職者として必要な看護の実践能力の基本である知識・技術・態度を指導する教員。

【職業自我】とは、臨地実習指導者が、看護教育者としての自らの認識と外部社会の要請との間で適応的な行動を主体的に自覚する心的過程のこと。

【職業自我の発達過程】とは、臨地実習指導者として職業的社会化に向けて辿られる過程。

【準拠集団】とは、臨地実習指導者が臨地実習指導を行う際に行動の規範としたり、自身ないし他者について判断や評価を下す際に比較の規準として参照する人びとやものやこと。

【有意味シンボル化】とは、他の個人が臨地実習指導者に向けて投げかけた言語・身振りを、臨地実習指導者が自らの中に取り込み、意識の中に内面化することによって、それらにシンボルを投げかけた人と同一の意味を持たせたこと。

2．研究参加者

　本研究では一定期間継続して同じ役割がとられるなかで思考や行動に生じる変化をみる必要があるが、実習施設に所属する臨地実習指導者は看護実務者が兼務している場合が多いので、専門領域は問わないが、1）現在看護系大学・短期大学で臨地実習指導を担当している教員で、2）臨地実習指導者として少なくとも1年間以上継続した経験を有する者を対象とした。関西地方の看護大学学長に研究計画書を提出して最初の研究参加者を紹介して貰い、以後は連鎖式サンプリング法によって順次選び、面接内容が飽和状態に達したと思われた段階で打ちきった。

3．調査時期と方法

　データは、2002年8月3日から2002年9月9日の間に、各研究参加者が所属する大学の一室で面接し収集した。質問項目は次の3点である：1）臨床実習指導者として実習で初めて学生に関わった時から現在までの教育者としての行動や思考の変化、2）いつ、誰が、何が、どのように自己の成長に影響を与えたか、3）看護学生だった時の経験、臨床での学生指導の経験、看護師の経験、大学院での経験。倫理上の配慮として、本研究では、研究参加候補者を紹介する者が上司である場合が多いため、研究への参加を強要しないように配慮し、研究参加候補者氏名について紹介を受けた後、その人と直接コンタクトをとり研究への参加意志を確認した。研究参加者には面接依頼時と面接開始時に研究趣意書を示し、研究目的・方法および倫理的配慮について説明し、承諾を得て同意書に署名してもらった。（2002年6月19日、滋賀医科大学倫理委員会で承認：承認番号14-16）。

Ⅳ．結果

研究参加者

　本研究の主旨を理解し、研究に参加することを承諾した7看護系大学、6看護系短期大学の教員25名。但しこれら25名のうち3名は本研究の研究参加者の条件には合うが、臨地実習指導者としてのスタートラインと教育的背景の違いによる臨地実習指導での経験内容にばらつきが認められたの

で、得られた面接内容は分析対象から除外した。

　研究参加者の年齢：平均34.4歳（28歳〜41歳、SD±3.39歳）。職位：講師２名、助手23名。教員経験年数：平均３年７ヶ月（１年５ヶ月〜７年５ヶ月、SD±1.66）。看護師経験年数：平均６年４ヶ月（３年〜12年、SD±2.59年）。学生指導経験の有無：22名のうち９名が看護師当時に学生指導をした経験をもっていた（１〜５年）。専門領域：基礎看護学７名、成人看護学９名、老年看護学２名、小児看護学２名、母性看護学１名、精神看護学１名。教育的背景：１）看護基礎教育：看護専門学校卒業８名、看護短期大学卒業９名、看護系大学卒業７人（編入２人）。専門教育の背景：大学卒22名（看護系７名、その他15名）。大学院教育修士課程終了16名（看護系11名、その他５名）、大学院博士課程在学中３名（看護系２名、その他１名）。

面接時間

　平均74分（58分〜95分、SD±13.3）。面接内容の録音は22名全員から了解を得ることができた。

面接内容

　面接によって得られた内容を意味のある最小分節毎にコード化したところ、2,761の意味項目が得られた。これらを各々の中心をなす意味にそって命名し、相互の親近性によってグループ編成したところ65下位グループが得られた。さらにこれら65下位グループは同じ手順で13上位グループに編成され、最終的に、１）初期の臨地実習指導者の行動と思考、２）行動の変化、３）思考の変化、４）準拠集団、５）成熟した臨地実習指導者、６）看護教育者の組織に所属、の６ユニットが得られた（表．１）。さらに面接内容から抽出されたカテゴリ間の関係性から臨地実習指導者の職業自我の発達モデルが示された（図．１）。

１．初期の臨地実習指導者の行動と思考

　このユニットは研究参加者が初めて臨地実習指導に臨んだ時点からシンボルの取り込みが起こるまでの行動と思考の特徴に関連しており、１）初期行動の特徴、２）初期思考の特徴、の２上位グループが含まれている。このユニットに関連した面接内容の例は次の通りである。

　「自分と学生の距離をどう保っていったら良いかわからない。」「学生がわからないんじゃないのかって思っても言ってあげられなかった。」「教師って何でも知っていないといけないって先入観があって、」

　「本当にある意味臨床では孤独で一人悩みながらやっていくって状況でした。」「上司に質問された時に言語化できなかった。」

２．行動の変化

　このユニットは研究参加者が初期行動から準拠集団の助けを受けながら臨地実習指導者として、自立の前段階を経て自立した行動がとれるようになるまでの行動の変化に関連しており、１）自立の前段階、２）行動の自立、の２上位グループが含まれている。このユニットに関連した面接内容の例は次のりである。

　「最初は見ていて、だんだんと教授がくる時間が短くなって、私と学生との時間がだんだんと長くなってきた。」「（学生を）誉めるようにしようと思ったのは２年目の、少し余裕ができてからだった気がします。」「自分で全部言うのではなく、ちょっと待ってみたり、学生さんが言ってくるのを待ったり。」「すごく看護するって素晴らしいことだなって思えるようになればいいなとか。強制的に引っ張るのではなく、伸びる方向にちょっと添えるってことが大切。」「私は学生が学習しやすい環境を提供する役割である。」

３．思考の変化

　このユニットは研究参加者が準拠集団とのシンボルの授受を通して、準拠集団から送られたシンボルを自らのうちに取り込み、自らの経験の中に内面化し、行動を意識化していく中で生じた思考の変化に関連しており、１）シンボルの取り込み、２）有意味シンボル化、３）行動の意識化、の３上位グループが含まれている。このユニットに関連した面接内容の例は次の通りである。

　「まず上司の動きを観察したとか、ずっと半年ぐらい様子を見ていたって感じです。」「今日はこういうことを話しますとか、話す前に相談する。」「本を読んでそういうふうにやっていけば良いのかなって思って自分のなかで思い描けるようになった。」「上の先生を自分も模倣したのかなって思います。」「考えること、そうして実践、やってみて失敗する事っていう体験が一番大きいですね。」「学生と話し合いながら、すごく自分の疑問が再考できるプロセスみたいになっているかなって思います。」

４．準拠した人びと・もの・こと

　このユニットは研究参加者が初めて臨地実習指導に行ったときから一人前の臨地実習指導者として成熟するまでの過程において、臨地実習指導者として行動する際の拠るべき基準を示したり、判断や評価する際の標準や比較となる人を提示したり、ある一定の価値を与えるグループ[29]と、それらのグループが示した身振りに関連しており、１）身近な人びと、２）出版物、３）一般化された教育者たち、の３上位グループが含まれている。このユニットに関連した面接内容の例は次の通りである。

　「上の先生が大切に思っている、感じてらっしゃるところ、実習に対する思いであったり、看護に対する考えを聞ける機会っていうのは私にとって良かったと思える。」「現場の師長さんや看護師

さんの姿をみてまた勉強する。」「実習要項がありますので、どういう思いでつくられたのかなってところを勉強させてもらった。」

5．成熟した臨地実習指導者

　このユニットは研究参加者が一人前の臨地実習指導者として成熟した現在の姿に関連しており、これには臨地実習指導者としての、1）能力の成熟、2）心の成熟、の2上位グループが含まれている。このユニットに関連した面接内容の例は次の通りである。

　「これから働いてからがスタートなんだから、この学生はきっとこれから自分なりのペースで成長していくはずっていう目で学生をみられる。」「今思っているのは、彼女たちを駄目にしてはいけないって、学生が見えてきたから。」「学生が成長する姿を実感することができたことが素晴らしいなって。」

6．看護教育者の組織に所属

　このユニットは研究参加者が自らを看護教育者の組織の一員として位置づけたうえで明確にされた次に目指すべき方向に関連しており、1）教育者の組織に所属、の1上位グループが含まれている。このユニットに関連した面接内容の例は次の通りである。

　「看護師教育って何かってきっちり考えられる、何て言うのでしょう、大学はきっかけをつかむ場所。」「助手の先生が動けるようにバックアップするのも必要なのかなと。」「これからはもっともっと地域と密着して発信源になっていかなければなっていう思い。」

V．考察

　面接結果から得られた6ユニットを空間配置して、臨地実習指導に初めて従事した後の「いつ」の時期に、「何が」、「どのように」、変化したかをみたところ、本研究の参加者の場合、1）看護実務者から臨地実習指導者へと役割移行した時点で教育者としての役割混乱を経験する段階を経て、その後に、2）準拠集団からシンボルを取り込んで臨地実習指導者としての個人的態度を組織化する段階に入り、3）取り込んだシンボルを有意味化して臨地実習指導者としての社会的態度の組織化を行う段階を経て、最終的に、4）看護教育者の組織に所属・成熟し、臨地実習指導者としての職業自我を確立する段階に達すると思われた。

1．職業自我の発達過程

【看護実務者から臨地実習指導へと役割移行する段階：教育者としての役割混乱】

　本研究の参加者たちは看護実務者から臨地実習指導者へと役割移行したばかりの段階では、学生たちとの間で〈距離がとれず〉（「自分と学生の距離をどう保っていったら良いかわからない」）〈適

切な助言ができない〉（「学生が分からなのじゃないのかって思っても言ってあげられなかった」）状態で、〈見通しがたたない〉ために学生の〈行動を伺い〉ながら、学生と〈実践的な関わり〉（「どうしても学生とベッドサイドにいってしまうことが多かったですね」）を繰り返したり、〈知識を教え〉、学生を〈頑張らせたり〉〈自分の枠にはめたり〉〈過保護に〉するなどして、学生に〈振り回される〉と感じている。看護実務者から臨地実習指導者へと役割移行した場合、それ以前に実務者として訓練されるなかで獲得された行動が、看護教育者としての行動へと変化を求められる。しかしこの時点では看護教育者としての新しい役割が取得される段階にまで至っていないので、実務者としての旧い役割と教育者としての新しい役割の間にあって役割混乱が生じているといえる[14]。本研究の参加者たちは、学生に対する自分の〈影響を大きく捉え〉、その結果「教師って何でも知ってないといけないって先入観があって」にみられるように〈自分を追いつめ〉、〈いつも不安〉で〈孤独〉（「本当にある意味臨床では孤独で一人悩みながらやっていくって状況でした」）という状況を経験している。自我が発生してくるのは社会的経験のなかからであり、他者にも自分自身にも「同様の反応をよびおこせるシンボルを使って他者とのコミュニケーション活動ができるようになってから」[30]、である。「上司に質問された時に言語化できなかった」にみられるように、この段階では、本研究の参加者たちは周囲から重要な意味をもったシンボルが送られてきても、〈シンボルの意味が理解できない〉、〈行動の意味が考えられない〉状況に留まっている。また、新しい役割に必要な行動を同定するために、新人は組織の重要な価値観を理解しなければならない[31]が、本研究の参加者たちの行動と思考の焦点は、自分自身の状態に集中しており、学生が捉えている現象には注目しないで、臨地実習指導者としての自分が大切だと考えた事柄のみを教えるような行動として現れている。これらは、本研究の参加者たちが、「上司の動きを全部みてやっていたけど、自分でどう動いたらいいのか全然分からなかった。」に見られるように、未だシンボルの送り手にも自分自身にも同様の反応をよびおこせるシンボルを用いたコミュニケーション活動ができる状態に至っていないことを示しており、この段階では臨地実習指導者としての個人的態度の組織化はまだ始まっていないと言える。

【臨地実習指導者としての職業自我発達の第1段階：準拠集団からのシンボルの取り込み】

　役割移行段階を経た後、本研究の参加者は、「自分の行動をだんだん言語化できるようになって」「学生さんと関わる中で何となくですが、その先生の言っていたことが分かるようになって」きており、自分の〈行動の意味づけができ〉〈行動に自信がつき〉〈同時に2つの行動がとれる〉ようになって〈独立行動が増加〉し、臨地実習指導は「直接的に関わっている私に任されている実習だって自覚でき」てきている。こうした思考と行動に見られる変化は、本研究の参加者たちがこの段階で臨地実習指導者として自立する前段階に達していたことを示しており、〈上司〉〈学生に関わる同僚〉〈他の講座の先生〉〈臨床の指導者／看護師長〉など身近な人びとを準拠集団として、彼らとの

間でシンボルを使ってコミュニケーション活動ができるようになってきた結果生じたものと思われる。本研究の参加者たちは、〈上司の動きを観察〉し、〈上司と共に行動〉し、〈上司に行動を確認〉し、〈上司に助けを求め〉〈上司と共に自分の行動を振り返る〉ことをしている。これらは彼らが準拠集団から送られてきたシンボルを自分自身のうちに取り込んで臨地実習指導者としての在り方を知り、他者からの期待に一致した行動をとろうとしていたことを示しており、この段階で臨地実習指導者としての個人的態度の組織化が進行していたことが伺える。しかし、「今日はこういう話をします、と話す前に相談する」「荷が負えなくなったら、上の先生に、私の力はここまでなので、上手く関われないのでどうしたらいいですか」にみられるように、この段階では準拠集団からのシンボルの取り込みに留まっており、取り込んだシンボルの有意味化はまだ行われていない。そのため臨地実習指導者としての役割が自分自身のなかで明確化されず、結果的に自立した行動にまでは導かれていない。

【臨地実習指導者としての職業自我発達の第2段階：準拠集団から取り込まれたシンボルの有意味化】

　臨地実習指導者の場合、社会的態度が組織化されてくるのは、取り込まれたシンボルが有意味化され、それによって臨地実習指導者としての自分の行動が意識化されるからであろうと思われる。本研究の参加者たちは準拠集団から取り込んだシンボルを〈知識と自分の行動を照らし合わせる〉（「本を読んで、そういうふうにやっていけば良いのかなって思って自分のなかで思い描けていけるようになった。」）〈学生の反応と自分の行動を照らし合わせる〉（「学生とおなじ目線に立つなかでそこで軌道修正を自分のなかでして」）〈模倣する〉（「上の先生を模倣したのじゃないかなって思います」）形で有意味化している。その結果、行動の意識化がもたらされ、〈シンボルの意味を咀嚼する〉〈現在の自分の行動の傾向を知る〉〈自分の過去の経験を振り返る〉〈体験を繰り返す〉という行動と思考上の変化として現れてきたと思われる。この段階では、本研究の参加者は〈実習に関する本／教科書／実習要項〉〈教育者としての教授〉〈大学院の恩師〉を準拠集団としている。これは本研究の参加者たちが、「その先生が学生にどう教えているのかっていうのを見ていて、たぶん人の育て方って、そうなのかなって、今の自分の教育観のベースになっているのかなって気がします」「逆に自分がその先生の教育者としての態度だとか、教育的な関わりだとか見るようになった」「その恩師に出会ったことで、私自身の人格形成ができた」にみられるように、これらの準拠集団を看護教育者集団全体に共通する社会的態度の代表と見なしていることを示していると思われる。そして、この段階で臨地実習指導者としての社会的態度の組織化が行われていたと思われる。

【臨地実習指導者としての職業自我の確立段階：看護教育者集団へ帰属・成熟】

　社会的態度の組織化が行われた段階で、本研究の参加者たちは「これから働いてからがスタートなんだから、この学生はきっとこれから自分なりのペースで成長していくはずかなっていう目で学

生をみられる」に代表されるように、〈過去と現在の経験が結びついて未来へむけた行動がとれ〉〈学生の未来がイメージできる〉能力を身につけ、〈学生を受けとめる心〉〈学生の未来を大切にする心〉をもって、〈人との積極的な関係形成〉に向かっている。また、社会的態度の組織化が行われた段階では、人はその集団に所属し、自分の行為のなかに価値観や規範、行動様式などその集団がもっている諸制度を譲り受けている[32]が、本研究の参加者たちも看護教育者の〈組織への所属感〉を示し、「看護教育って何かってきちっと考えられる、何て言うのでしょう、大学はきっかけを与えるというかつかむ場所」という表現から伺えるように、看護教育者の〈組織の目標に向かって進める〉状態に達している。

　同時に、この段階では本研究の参加者たちの回答内容に、看護教育者として成熟しつつある状態が伺える。「助手の先生が動けるようにバックアップするのも必要なのかなと」にみられるように、他者の責任を引き受けながら〈リーダーシップ〉をとり、〈地域との関係形成〉において能動的役割を引き受けようとする態度がそれである。これは科学者・技術者・会計士・大学教授の場合[16]と同様、臨地実習指導者の職業的社会化は職業自我の発達過程を通して看護教育者として必要な知識、技術、態度を修得するだけでなく、指導者として他者の責任を引き受ける成熟した段階へ到達していく過程でもあることを示していると思われる。臨地実習指導者としての職業自我が確立されるのはこの時点であり、これらの各段階を経過することによって、臨地実習指導者としての職業的社会化が行われるといえる。

２．準拠集団

　臨地実習指導者としての職業自我が発達していく過程で、本研究の参加者たちは、〈上司〉〈同僚〉〈他の講座の先生〉〈臨床の指導者〉〈看護師長〉の動きを観察し、行動を共にし、相談し、助けを求め、話を聞いてもらい、模倣している。本研究の参加者たちにとってこれらの人びとは、もっとも身近に在ってモデルにすべき人びとであり、そこから臨地実習指導者として行動する際の規範や比較の基準を得ていたことが伺える。しかし、職業自我がより発達した段階では、上司のことを〈教育者としての教授〉や〈大学院の恩師〉などと、より一般化した言葉で表現している。これは本研究の参加者たちが上司を看護教育者の普遍的モデルとして想定し、自分の所属するべき看護教育者集団全体の社会的態度を代表している人々として認識し始めていることを示していると思われる。

　本研究の参加者は、人物以外にも〈教科書〉〈実習に関する本〉〈実習要項〉等の出版物のなかに臨地実習指導者としての行動の指針を求めており、出版物が準拠集団としての機能を果たしていたことが伺える。「実習要項がありますので、どういっ思いで作られたのかなってところを勉強させて貰って」という表現にみられるように、本研究の参加者たちは書物や実習要項としてまとめられた文字は、他者がそこに重要な意味を与えていたものとして捉え、そこに準拠集団としての機能を与えていたと言えるかもしれない。

本研究では看護系大学と短期大学で臨床実習指導を担当している教員を研究参加者としたので、これらの結果が看護実践の場で看護実務者の立場で臨地実習指導に携わっている臨地実習指導者の職業的社会化の過程をも代表しているかどうかは分からない。今後の研究課題である。

Ⅵ．まとめ

　臨地実習指導の経験を有する25名の大学教員にIn-depth interviewを行い、22名から有効なデータを得て、臨地実習指導者の職業的社会化の過程を職業自我の発達過程と準拠集団の側面から明らかにした。本研究の参加者の場合、臨地実習指導者としての職業的社会化は、上司・同僚・他の講座の先生・臨床の指導者・看護師長・教科書等出版物を準拠集団としながら、1）看護実務者から臨床実習指導者へと役割移行するなかで教育者としての役割混乱を経験する段階を経た後に、はじめて、2）臨地実習指導者としての個人的態度の組織化が行われる職業自我発達の第1段階に入り、3）臨地実習指導者としての社会的態度の組織化が行われる職業自我発達の第2段階を経て、4）看護教育者として所属集団へ帰属・成熟し、臨地実習指導者としての職業自我が確立していく段階に至ることが明らかにされた。これらの結果は今後の臨地実習指導者養成においてスムーズな職業的社会化を促すプログラムの開発に重要な基礎資料を提供すると思われる。

謝辞

　本研究を行うにあたり、快く面接にご協力くださり、臨地実習指導者として学生に関わった貴重な経験を語ってくださった教員の皆さまに心からお礼申し上げます。また、本研究の目的に賛同し、研究参加者をご紹介して頂きました各大学の学長、並びに教授の皆さま、研究に際して支援して頂いた野島良子教授に深く感謝申し上げます。

　最後に、これまでご指導、ご支援してくださった野島良子教授に深く感謝いたします。

表1　面接の内容から抽出されたカテゴリの一覧

上位カテゴリ	中位カテゴリ	下位カテゴリ
初期の臨床実習指導者の特徴	初期行動の特徴	・行動を伺う ・距離が取れない ・適切な助言が出来ない ・共に行動する ・見通しが立たない ・自分の枠にはめる ・知識を教える ・頑張らせる ・過保護にする ・実践的関わりが多い ・振り回される
	初期思考の特徴	・自分を追いつめる ・影響を大きく捉える ・過去に出会った教育者をイメージする ・孤独 ・いつも不安 ・シンボルの意味が理解できない ・行動の意味が考えられない
行動の変化	自立の前段階	・独立行動が増加する ・行動の意味づけができる ・同時に2つの行動がとれる ・行動に自信がつく ・他者に認められる
	行動の自立	・学生を誉める ・学生を認める ・学生を待つ ・学生を信じる ・学生を意図的に導く ・学生の能力を引き出す ・学生に動機づける ・実習と講義を統合させる ・学生にモデルを示す ・学生に社会性を学ばせる ・学生を支える ・学生と施設の指導者と自分との3者間の関係がとれる
思考の変化	シンボルの取り込み	・重要他者の動きを観察する ・重要他者と共に行動する ・重要他者に助けを求める ・重要他者に行動を確認する ・重要他者と共に自分の行動を振りかえる
	有意味シンボル化	・学生の反応と自分の行動を照らし合わせる ・知識と自分の行動を照らし合わせる ・模倣する
	行動の意識化	・体験を繰り返す ・シンボルの意味を咀嚼する ・現在の自分の行動の傾向を知る ・自分の過去の経験を振りかえる
リファレンスグループ	重要他者の身振り	・上司の考え ・上司の考え上司の動き 　実習に関する講義 ・実習に関する本 ・実習要項
	一般化された他者の身振り	・教育者としての上司の態度 ・大学の恩師
他者の態度の取り込み	・同僚が学生に関わる姿 ・他の講座の先生 ・他の講座の先生	
職業自我の確立	能力の成熟	・過去と現在の経験が結びついて未来に向けての行動 ・学生の未来の姿がイメージできる
	心の成熟	・学生の未来を大切に思う心 ・学生を受けとめる心 ・人との積極的な関係形成
	看護教育者の組織に所属	・組織への所属感 ・組織の目標に向かって進める ・リーダーシップがとれる ・地域との関係形成

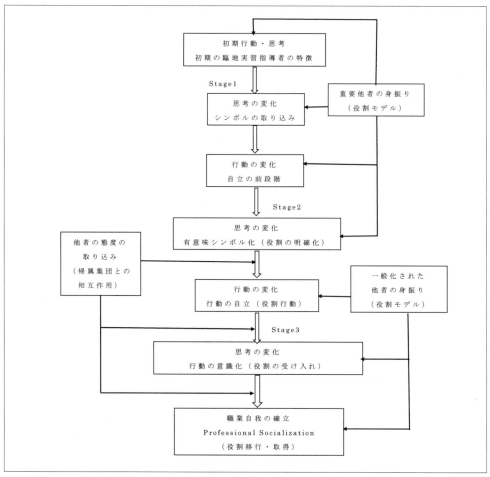

図1　面接内容から抽出された臨地実習指導者の職業自我の発達モデル

文献

1）杉森みど里：臨床指導者の役割，看護実践の科学，10（1），63-66．1985

2）舟島なをみ：看護学実習に関する看護教育的検討．看護教育，37（2），108-113．1996

3）藤岡完治：臨地実習教育の授業としての成立．看護教育，37（5），94-101．1996

4）藤岡完治・堀喜久子：看護教育の方法．医学書院．2002

5）Ioannides, A P.: The nurse teacher's clinical role now and in the future. *Nurse Education Today*. 19（3），207-214. 1999.

6）文部科学省：高等教育局医学教育課．大学における看護実践能力の育成の充実に向けて．（看護教育の在り方に関する検討会），2002.

http://www.mext.go.jp/b_menu/shingi/chousa/koutou/018/gaiyou/020401.htm. 31. 8. 2004.

7）杉森みど里：看護教育学　第3版．医学書院．1999

8）山下かおる・木下圭子・菅本栄子・高平文子・冨谷晃子・野島良子：臨床実習において看護学生が望む教師像についての研究．四大学看護学研究会雑誌，3（3），3-12．1981.

9) de Tornay, R., & Thompson, A.M.（中西睦子・荒川昌子訳）：*STRATEGIES FOR THECHING NURSING (3rd ed)*．Delmar Publishers. 1987: 看護学教育ストラテジー．医学書院．1993.

10) 近田敬子：成長し続ける職業人であるために．*Quality Nursing*，7（8），4-6. 2001.

11) 太田祐子：看護教師の成長をもたらす対話的リフレクションの意味・意義．*Quality Nursing*，7（8），20-26．2001.

12) 坪井桂子・安酸史子：看護教師の実習教育に対する教師効力とその関連要因．日本看護学教育学会誌，11（1），1-10．2001.

13) 菊池昭江：看護専門職における自律性と学生指導役割との関連．日本看護科学会誌，19（3），47-54．1999.

14) Infante, MS.: The conflicting role of nurse and nurse educator. *Nursing Outlook*, 34（2），94-96. 1986.

15) Roach, JA., Tremblay, LM.: Socialization transformation: the passage from caregiver to educator. *J Nurs Staff Dev.*, 9（3），155-157. 1993.

16) Dalton, Gw., Thompson, PH., & Price, RL.: The Four Stages of Professional Careers A New Look at Performance by Professionals. *Organizational Dynamics*, Summer, 19-42. 1977.

17) 東洋・大山正,・詫摩武俊・藤永保：心理用語の基礎知識．有斐閣社．1978

18) 松本純平．：第9章．職業的社会化．齋藤耕二・菊池章夫（編著）：社会化の心理学．川島書店，135-151．1990.

19) 糸井尚子：第4章．認知的社会化．齋藤耕二，菊池章夫（編著）：社会化の心理学．川島書店，49-62．1990.

20) Bullis, M.: Organizational socialization research: Enabling, constraining, and shifting perspectives. *Communication Monographs*, 60（1），10-17.1993.

21) Oliver, R., Endersby, C.（小山眞理子訳）：*Teaching and Assessing Nurses*. London: Bailliere Tindall, 1994: 臨床看護教育の方法と評価，南江堂．2000.

22) Mead, G. H.（稲葉三千男・滝沢正樹・中野収訳）：*Mind, Self, and Society; from the standpoint of a Social Behaviorist*. Edited and with an Introduction by Charles W. Morris. Chicago: The University of Chicago Press, 1934: ミード精神・自我・社会．青木書店．1976.

23) Esper, PS.: Facing transition-nurse clinician to nurse educator. *J Nurs Educ.*, 34（2），89-91. 1995.

24) Neese, R.: A transformational journey from clinician to educatior. *J Contin Educ Nurs.*, 34（6），258-262. 2003.

25) Tradewell, G.: Rite of passage; Adaptation of nursing graduates to a hospital setting. *Journal of Nursing Staff Development*, 12（4），183-189.1996.

26) Holloway, I. & Wheeler, S.（野口美和子訳）：*Qualitative reseach for nurses*. Blackwell Science Ltd. Malden, USA. 1996: ナースのための質的研究入門．医学書院．2000.

27) 川喜多二郎：発想法．中公新書．1967.

28) 川喜多二郎：続・発想法．中公新書．1970.

29) Lum, J L J.: Reference Groups and Professional Socialization. (In) Hardy, M. Conway, ME., (Ed.)．*Role Theory: Perspectives for Health Professionals*. Norwalk Connecticut: APPLETON-CENTURY-CROFTS, 137-156. 1978.

30) 前掲書22). 161.

31) Louis, MR.: Surprise and sense making: What newcomers experience in entering unfamiliar organizational settings. *Adiministrative Science Quartery*, 25, 226-251. 1980.

32) 前掲書22). 173.

第3章

ジーン・ワトソン博士の来日講演からの学び

1. 講師略歴

1）セミナー開催年月日　会場

（1）セミナー開催年月日　　2019年 9 月15日（日）

    会　場　　　京都国際会館
    主　催　　　株式会社　学研メディカル秀潤社
    テーマ「ヒューマンケアリングの実践と教育」

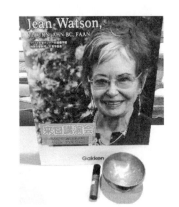

（2）セミナー開催年月日　　2019年 9 月16日（月・祝）

    会　場　　　東京コンファレンスセンター品川
    主　催　　　株式会社　学研メディカル秀潤社

2）講師略歴

　ジーン・ワトソン博士　Dr. Jean Watson, PhD, RN, AHN-BC, FAAN, LL

1940年　米国ウエストバージニア州で生まれる

1961年　ウエストバージニアのルイス・ゲール看護学校卒業

1964年　コロラド大学ボールダーキャンパスで学び看護学士号を取得

1966年　コロラド大学ヘルスサイエンスキャンパス精神科・精神保健の修士号を取得

1973年　コロラド大学ボールダーキャンパスで教育心理学とカウンセリングの領域の博士号を取
　　　　得。その後、コロラド大学ヘルスサイエンスキャンパスにて、教育・研究者として歩み
　　　　始める。

1978年　「全米ケアリング学会」の設立に中心的役割をはたす。

1984年～1989年　コロラド大学病院看護副部長

1984年～1990年　コロラド大学看護学部長

1986年　コロラド大学ヒューマンケアリングセンター設立

1986年～1997年　ヒューマンケアリングセンター施設長

1993年　全米看護連盟実行委員会・理事会の役員

1992年　コロラド大学から名誉教授を授与される。

1993年　マーサ・ロジャーズ賞を受賞（NLNより）

1999年　ノーマン科学省受賞

2008年　国際的な非営利団体：ワトソンケアリング科学研究所　WCSI（The Watson Caring
　　　　Science Institute）を設立

2013年　米国看護アカデミー（American Academy of Nursing）より、Living Legendの称号
　　　　を授与

現在　　ヒューマンケアリングの提唱者
　　　　コロラド大学デンバー校看護学部　特別栄養教授・名誉学部長
　　　　国際ケアリング学会名誉会長

3）主な著作

（1）Watson. J（1979）Nursing: The Philosophy and Science of Caring, Boston: Little,
　　　Brown.

（2）Watson. J（1985）Nursing: Human Science and Human Caring
　　　（邦訳　稲岡文昭・稲岡光子訳：ワトソン看護論——人間科学とヒューマンケア、医学書院、
　　　1992）

（3）Watson. J（1999）Postmodem　Nursing and Beyond.
　　　（邦訳　川野雅資・長谷川浩訳：ワトソン21世紀の看護論——ポストモダン看護とポストモダ
　　　ンを超えて、日本看護協会、2003）

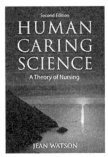

Jean Watson : Human Caring Science
A Theory of Nuesing, Jones & Bartlett
Learning, LLC

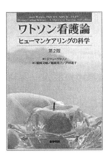

ジーン・ワトソン、稲岡文昭他訳：ワトソン看護論
ヒューマンケアリングの科学、医学書院、1992

２．講演からの学び

１）ワトソン看護論の醍醐味
──10のカリタスプロセス──

植田　喜久子

１．はじめに

　私が、はじめてケアリングという言葉を耳にした時期を思い出せない。しかし、ケアリングとのであいは、哲学者メイヤロフによる『ケアの本質　生きることの意味』であった。英語タイトルは、『On Caring』であったが、私はケアリングという用語に気に留めていなかった。「ケアとは、その人が成長すること、自己実現することを助けることである」[1]の主張は斬新であったが、看護とどう違うか疑問に思っていた。治療と同様に、ケアとは治癒を促し、苦痛を除くことだと考えていたからだ。その後、学会や看護系雑誌でケアリングという用語での講演会や記事により身近に感じてきた。ケア／ケアリングは、看護学の領域のみでなく、教育、福祉など人と人が関わる領域における基盤となる考え方、価値であった。難しい文章を身近な出来事に置き換えてみたが、理解できたという感触は乏しかった。

　私がケアリングと直面する機会となったのは、2000年４月に開学した日本赤十字広島看護大学の教員として着任した時であった。初代学長は、ワトソン看護論の訳者である稲岡文昭学長であった。私は、成人看護学領域の教員として着任した。そして、学士教育課程では「グローバルな視点に基づく豊かな人間性と幅広い教養、学問的基盤を涵養し、生命の尊厳と人類の叡智を基調としたヒューマンケアリングに基づく看護を実践できる人材の育成」を目指すことであった。看護基礎教育課程で「ヒューマンケアリング」が重要な概念であり、教育理念であった。看護ではなくケアリングというカタカナ言葉にときめきを感じた。ケアリングを基盤とした授業をどのように実践していくかを語り合い、創造することに取り組んだ。ケアリングを基盤とした看護実践とは、どのような看護か？教育か？を考え続けた。講義では、看護師の経験、患者の経験を知り、その生きられた瞬間に向き合うことの大切さを強調した。看護技術の演習では、「患者に思いやる態度を持つ」ことを学習目標にした。看護技術を修得する際には、患者を敬い、配慮した心をどう実践するか、言動を明らかにし、行為することを大切にした。

　また、開学以降、日本赤十字広島看護大学では、J. ワトソンの講演が２回開催された。１回目は、開設間近であった。大学での講演の後で、J. ワトソンと大学教員有志数名は、宮島散策に向かった。暑い日だった。J. ワトソンは、スリムにジーンズをはき、洒落た雰囲気だった。ヘアはボーイッシュなショートカットにメッシュのヘヤカラー。宮島の赤い鳥居を見た時に「Beautiful！Beautiful！」と言った。その言葉で、私は、鳥居をみつめなおし、美しさを再認識したことを覚

えている。まさに、人の思い、言動を通して、自己の思いに気づいた体験であった。開学から20年経過した今も、本学のヒューマンケアリングセンターには、本学教員との集合写真とともに、「Love＆Peace」という直筆のサインが掲示されている。

　2回目は、本学で開催された国際ケアリング学会（2012年3月24日）であった。テーマは、「The Caritas Path of Peace. Touching the Heart of Our Humanity」であった。学会スタッフであることで、講演をすべて傾聴できなかったことは心残りであった。

　加えて、2019年9月15日に、京都国際会議場で開催された「学研ナーシングセミナー　ワトソン博士来日講演会　ヒューマンケアリングの実践と教育」に参加した。最初のであいから20年余り経過していたが、J. ワトソンの雰囲気、外見など変わりはなく、凛として、ハイヒールを履いていることを強調した。拍手が起こった。80歳になってなお、講演をし、ケアリングを主張し続けるJ. ワトソンに感動した。本稿では、3回目の講演を見て聞いて感じたことを述べる。

2．J. Watsonの背景

　フルネームは、マーガレット・ジーン・ハーマン・ワトソン（Margaret Jean Harman Watson）である。1940年に米国で生まれた。1961年、看護学校を卒業した。その後、看護師として勤務した。同時に結婚し、二女を出産した。

　1964年にコロラド大学で看護学士を修得、1966年に同大学で精神科・精神保健の修士の学位を修得した。1973年に教育心理学とカウンセリング領域の博士号を修得した。1978年に、全米ケアリング学会をM. レイニンガーとともに設立した。

　1979年に、最初の著書「Nursing: The Philosophy and science of Caring」を上梓した。その間、大学にケアリングカリキュラムを基盤とした博士課程した。1985年に、2冊目の著書「Human Science and Human Care. A Theory of Nursing」であり、邦訳され我が国では、「ワトソン看護論　人間科学とヒューマンケア」と題して出版された。1986年に大学内に、ヒューマンケアリングセンターを設立するなどケアリングの概念を具現化したのであった。従来の自然科学的な人間の捉え方から、人間科学を基盤とした捉え方を主張し、看護においてその価値がいかに重要かを述べたことは、看護実践における神髄を明らかにした。

2．ヒューマンケアリング理論の神髄　Essence of Human Caring Theory

　J. ワトソンは、ケアリングとはトランスパーソナルなケアと述べている[2]。トランスパーソナルとは、自己を超越したケアという意味である。看護実践において看護師と患者は、相互に影響しあう関係であり、看護師が感じ、思いそして考えを伝える——患者も感じ、思いや考えを伝えあう。その関係の中から、創造される癒し、安寧、そして人間的成長しあう関係である。J. ワトソンは、「人と人の触れ合い　Human to Human TOUCH」と強調した。J. ワトソンは、感情と心と題して、

不満と感謝とで、心拍数の違いをグラフで提示した。

　ケアリングとは、「立ち止まること、一呼吸おくこと、心の中に感謝や思いやりという気持ちを持つことが、ケアリングであり、我々のヒューマニティである」と述べた。まさに、ケアリングは、人と人との関わりである。看護師は、看護という関わりを通して、他者における自分自身をみることができ、さらに、他者を通してケアリングを基盤とした行為を実践しているかを確認できるといえよう。

3．ケアリングの基盤となる10のカリタスプロセス

　講演では、カリタス　Caritasが強調された。J. ワトソンは、「カリタスとは、大切にされる、大事にされること」であると述べた[3]。看護師らしい女性が、子どもを抱き、見守り、慈愛に満ちていた写真を紹介された。まさにケアリングに満ちた状態として紹介された。1枚のスライドに、CARITASの大文字が写真の両サイドに大きく書かれていたことも印象的であった。

　また、J. ワトソンは、人は、成長する力を有することや主観的な内的な世界を有する存在であること、そして、Spiritualな存在であることを強調していた。J. ワトソンは、ケアリング理論の核となる、10の因子を明らかにした[1]。

　講演の中で、J. ワトソンは、「言葉がないのは存在しないことと同じ」と語った。ケアリングをどのような言葉で語るか、そして、自分自身の言葉で語ることが問われている。ケアリングのコアとして、10のカリタスプロセスを紹介した。カリタスプロセスは、1979年に発表した著書で提示したものと類似していたが、冒頭にKey Word を紹介していた。抱擁、鼓舞、信頼、養育、許し、深化、均衡、共同創造、務め、開放である。

　J. ワトソンは、10のカリタスプロセスを一つずつていねいにスライドで説明した。なお、次の文章では、「カリタスとは……」の文章は、筆者自身の理解した内容を記述した。

〈10のカリタスプロセス〉

1）抱擁 EMBRACE：人間性利他主義（Humanistic-Altruistic Values ── Practice of Loving ── Kindness and Equanimity with Self and Other.）

　　カリタスとは、利他主義とは、自己と他者のために思いやりを持ち、心の平静さをもつことである。人生における基本的な生き方を示している。

2）鼓舞 INSPIRE：信頼と希望（Enabling Faith and Hope, Being Present Authentically）

　　カリタスとは、信頼と希望を可能にすることである。看護師が看護実践を通して、他者に信頼と希望を提供できるかが重要である。

3）信頼 TRUST：自己──他者への感受性、スピリチュアルな発展の継続（Sensitivity to Self ── Others, Ongoing Spiritual Development）

カリタスとは、自己および他者への感受性を高めることが、スピリチュアルな実践を行いうと同時に成長を継続していくことである。看護師は、自分自身および他者に対して感じとる力を高めていくことこそが、ケアを深化し、自分自身を高めていくことになる。

4）養育 NURTURE：真正な信頼に基づくケアリング関係の発展（Developing Authentic Trusting Caring Relationships）

　　カリタスとは、信頼に基づく関係であり、その信頼関係を発展させていくことである。

　　J. ワトソンは、信頼というKey Wordを複数、活用している。看護師は、信連関係を形成できてこそ、看護実践の基本である。

5）許し FORGIVE：肯定的――否定的感情の表出の容認（Allowing Expression of Positive ―― Negative Feelings: Listening to Another's Story）

　　カリタスとは、看護師や患者は互いに感情を言葉や行動で表現しているが、肯定的であれ否定的であれ、その表出を認め、傾聴することである。

6）深化 DEEPEN：創造的問題解決のケアリングプロセス（Creative Problem ―― Solving Caring Process）

　　カリタスとは、問題解決を行う場合にも、ケアリングを基盤として創造的に行うことである。J. ワトソンは、看護過程や看護診断を問題解決の方法論として肯定している。しかし、創造的とは、患者を全人的に捉え、あらゆる知識を活用してアセスメントを行い、治癒のみをめざすのでなく、お互いの成長となる行為である。

7）均衡 BALANCE：関係性の教育と学習（Relational Teaching Learning/Inner Subjective Meaning）

　　カリタスとは、教えることと学ぶことの意味を理解し、その関係を保つことである。看護師は、患者教育の場面で患者に教育し、学習支援を行う。看護師にとって、その行為は、自己を学習していることでもある。教育と学習に含まれる内面的な意味を明らかにする必要がある。

8）共同創造 CO-CREATE：カリタスフィールドとなるヒーリング環境の創造（Creating Healing Environments Being/Becoming the Caritas Field）

　　カリタスとは、愛により、癒しの環境を変化し創造していくことである。看護師もまた、環境に含まれる。一人の人間にとっての癒しの環境は、個別的であることから、一定の形式的な環境ではない。看護師と患者とが、共同で癒しの環境を目指すことである。

9）務め MINSTER：基本的ニーズの援助――神聖な行動（Assistance With Basic Needs Sacred Acts）

　　カリタスとは、神聖な行動である基本的ニーズへの援助を行うことである。基本的ニーズとは、生命維持に関わるニーズ、心理・社会的側面に関わるニーズ、そして自己実現や自己価値に関わるニーズである。看護師は、かげがいのない存在である他者のニーズを理解しケアする

ことは、神聖な領域であり行為である。

10) 開放 OPEN：実存的な・スピリチュアルな未知のものへの開放（Open to Existential-Spiritual Unknowns: Allow for Mystery & Miracle）

　　カリタスとは、実存的、スピリチュアルなものに、自分自身の心をひらくことである。

　　看護師は、自分自身や他者が持つ内的な世界を尊重し、知ることこと、また、そのような世界を支援することを大切にしていく。

　　10のカリタスプロセスは、看護師や患者の両者の感情や行動であると同時に、共同で創りあげる愛と癒しの過程であり、道のりである。看護師は、患者のニーズを理解すると同時にどのようなニーズを充定していくことが看護となりえるかを考え、行動する。

　　J. ワトソンは、そのプロセスを「神聖なSacred」と名づけた。一人の看護師は、一人の患者のニーズに対応し、ケアとなるべく努力、プロセスは、かけがえのない、再現性のない、貴重な時間と場と関係性に伴う喜びと感動の共有であろう。看護とは、お互いに神聖な存在同士がで、その間において生まれる創造される神聖な行為であると感じた。

　　J. ワトソンは、現象学的な方法で人間の実存を理解することだと述べてきたが、今回の講演では、Spiritualという用語を加えていた。現象学以上の用語として、Spiritualという用語で説明している。J. ワトソンは、看護実践を通して、看護師と患者がSpiritualな深い次元で関わりあうことを明らかにし、看護の奥深さを主張したといえよう。

3．人間科学の見方に重要なカリタスプロセス

　　10のカリタスプロセスは、看護実践のみでなく、教育、ビジネス、政治とあらゆる方面で基盤となる理論であろう。J. ワトソンは、ヘルスケアと人間について深く探究できること、ヘルスケアを行う人々にとって新たな科学のあり方を提供してくれること、多職種でのチーム活動において、連携・協働を行う上で、方向性を検討できること、人間のケアのモデルであるケアリングにより、価値を基盤としたあり方を提供してできることを述べている。

　　看護理論は、1950年代はニード論、相互作用論に、1970年代はシステム論に、1980年代はケアリングや現象学へと変化してきた[4]。私が看護学生だったのは、1970年後半であった。主に、ナイチンゲールやヘンダーソンの看護論が主流であった。看護とは何かをみつめる眼差しには、主観性を排除し、客観性を求めてニーズを明らかにすることであった。全体像を明らかにしていくはずが、要素還元主義となり、呼吸、食事、清潔……と14のニーズを明らかにすれば質の高い看護実践になると信じていた。

　　1992年に広島大学医学部保健学科が開設された。私は、成人看護学の助手として着任し鈴木正子教授のもとで勤務した。鈴木正子教授は成人看護学概論の講義で、ジオルジ、M.ポンティらの現象学の考え方や看護における間主観性について論じ、患者との人間関係の在り方を示された。看護

学実習では、学生が患者と対話し、患者の生きられる世界を理解していくことを大切にされた。当時の私は、従来の看護基礎教育と異なっていたことでとまどいを感じたが、大切な看護の核となる学習をしていると実感した。

　また、鈴木正子教授は学生らと合宿を行い、「臨床の知とは何か（中村雄二郎, 1995)」を抄読し、意見交換を行った。私は、自然科学と人間科学の違いを理解し、看護専門職として歩む自分自身の方向性を示す哲学を学習していくことの重要性を実感した。自然科学である実証主義、要素還元主義であることのメリットは、科学の発展により人間の生活を便利に、効率よく変化させたことであった。しかし、その反面、人間の幸福に寄与したかは疑問の余地があろう。

　人間が他者である人間と関わりを通して、看護する人と看護される人との関わりにより、双方に癒し、愛、そして成長するのである。看護師は、患者である人間としての関わりを通して、自己をみつめ、学習することで、さらに成長していく。看護師は、自らの看護実践について、10のカリタスプロセスを活用して内省し、ケアリングマインドを形成し深化していくことが大切である。

5. おわりに

　J. ワトソンは、ケアリング科学として、ケースからフェイスへの進展を述べた。まさに一人ひとり異なるその人を理解する科学として位置づけた。つぎに、患者とでなく、病気の向こうにあるスピリチュアルに満ちた人としてとらえることや、医学的診断から、関係性を中心としたケアリングのために病気により与えられた意味に向かうことを強調した。

　また、J. ワトソンは、最後のスライドで、「カリタス：私たちの科学にケアリングと愛を含めると、私たちのケアリング——ヒーリングの職業と学問は、孤立した科学的な試みではなく、人類のために生命を与え、生命を受け入れるための試みであることがわかる」と述べている。

　私たちが創っていく看護科学が本当に人類の幸福に貢献できるためには、まさに、ケアリングや愛を基盤とした「神聖な科学」を探求していくことが必要であるといえよう。

文献

1）ミルトン・メイヤロフ著　田村真, 向野宣之訳：ケアの本質　生きることの意味　ゆみる出版　1993　p.13

2）ジーン・ワトソン著　稲岡文昭, 稲岡光子訳：ワトソン看護論　人間科学とヒューマンケア　医学書院　1992　p.91

3）ジーン・ワトソン：ヒューマンケアリングの実践と教育　学研ナーシングセミナー　京都市（講演会資料）2019　pp.15-17

4）城ヶ端初子：看護理論からの出発　くみ出版　p.8

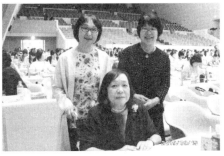

講演会会場で西山さん、城ヶ端さんと筆者

２）ヒューマンケアリングの実践者となるために
——看護基礎教育でどのように伝えていくか——

後藤　直樹

はじめに

　医療の高度化、医療への関心の高まりにより、看護師は身につけなければいけない知識や技術は多くなってきている。急性期病棟では、「在院日数の短縮」、「早期に在宅へ」が合言葉のように、慌ただしく毎日が過ぎていく。そして、高度化、複雑化する治療の介助や薬剤の投与、経過や合併症の観察など、そこには休む暇のない看護師の姿がある。その姿は、まさに治療優先のようにさえ見える。そのような現場に私は看護学生とともに向かい、患者の理解のために情報収集を行う。ある学生は、慣れない環境に戸惑いながら患者のもとへ行き、自分の知りたい情報を得ると部屋を出ていく。患者の嬉しそうな表情、寂しげな表情、不安げな表情、不満そうな表情に気づくことができずにいる。しかし、そのような学生は患者を理解しようと必死である。学生は、実習での成果物を評価者に提出するために、得た情報を整理する必要がある。そして、情報不足を指導される度に、必要な情報を得るために患者のいる部屋へと向かう。このような状況が繰り返される。情報を得ることに必死な学生の姿を見ると私は胸が痛くなる。その学生は、実習の目標を達成するために、患者と関わり評価を受ける。学生の行動に患者をどのように看護したいという思いは見えてこない。とにかく、成果物を提出するのに必死である。学生は、どのように看護したいかという思いや、関りによる患者の反応が自分の評価として返ってくることなど知る由もない。

　私は看護を行う上で、患者をどのように看護したいのか、どのように関わりたいのか、という思いが重要だと考える。私が、看護するうえで大事にしたいこと。それは、患者を思う心、優しさや、気遣いである。患者が望むことを汲み取り、患者に援助をしたいと考えている。そのような援助を行うためには、看護の対象の置かれている状況を把握し、自分だったらどのように感じるか置き換えて考えることが必要である。考えられることができれば、患者への関わりにつながるのではないか。看護を行う中で、時代の変化と共に、最先端の医療に対する知識や技術が必要となってきた。そのため、高度な知識や技術の習得は必要である。しかし、看護は人間対人間の関わりである。どのような関わりをするのか、看護師の態度が一番重要なことではないかと私は考える。そして、看護する気遣いや思いやりの大切さは、今も昔も変わることはないだろう。そのような関りをどのように説明できるか、伝えられるか。また、学生が理解し患者に対して自分の考える看護が実践できるようどのように指導したらよいのか、悩み考える瞬間がある。そのような時、ジーン・ワトソンのケアリングという言葉が浮かんできた。なぜ、ケアリングという言葉が浮かんできたかというと、ケアリングについて大学院で学ぶ機会があったからである。また、ジーン・ワトソンの講演会に参加できる機会があった、ジーン・ワトソンの講演会からヒューマンケアリングの必要性や、10のケ

ア因子など多くの学びを得ることができた。そして、ケアリングの必要性や、ケアリングについて考える時間となった。ヒューマンケアリングの実践者になるために、そして、ヒューマンケアリングの実践者を育てるために、ヒューマンケアリングを看護基礎教育の場面でどのように伝えていくべきか、私自身の経験を振り返りながら考えていきたい。

1．ジーン・ワトソンとの出会い

　私は現在、看護専門学校で専任教員として勤務している。また、2019年4月より大学院看護学研究科で学んでいる。ジーン・ワトソンのヒューマンケアリング理論との出会いは、私が看護学生時代に基礎看護学概論で、様々な理論家の理論について学んだ時期であろうか。看護学生であった時代は、理論家とその理論がどのような内容であるか、組み合わせで学習していたように思える。そのため、ジーン・ワトソンのヒューマンケアリング理論が具体的にどのような理論なのか説明できない状態であった。また、看護師として看護を行う中で、ケアリングという言葉を意識して看護していたのであろうか。意識することはなかったが、大学院で看護理論について再び学んだことで、ケアリングという言葉がはっきりと浮かび、意識することができた。自分の考えている、今まで行ってきた看護は、ヒューマンケアリング理論を学ぶことで、振り返り、考え、自分の自信につながった。大学院で看護理論を学ぶ時間は、ワトソンやベナー、ペプロウ、トラベルビーなど様々な理論家について再び学びなおす機会となった。看護理論を再び学んだのは、今回が初めてではなく、今まで研修などの学習会で看護理論に触れる機会は何度かあった。そして、後輩のケーススタディーの指導で、様々な理論家の本を手にする機会があった。しかし、看護理論について深く学ぶ時間はなく、理論家の本を流し読みする程度であった。そのため、時と共に記憶が薄れ、理論家に対する知識が曖昧になっている状態であった。大学院で看護理論について学びなおすことで、今までの自己の実践を振り返り考える時間となり、今まで、遠い記憶の中にいた看護理論が身近になったように感じた。また、ジーン・ワトソンのヒューマンケアリング理論が身近なものになった。

　ジーン・ワトソンの看護理論は、ケアリングの重要性を論じている。ケアリングとは、トランスパーソナルなケア、個人を超越したケアでありヒューマンケアリングの科学である。トランスパーソナル、スピリチュアル、個人を超越する…どのようなことであろうか。ジーン・ワトソンのワトソン看護論──ヒューマンケアリングの科学を手に取ると、はじめは、何か難しく感じる内容であった。しかし、本を読み進めることや、実際に講演会でジーン・ワトソンの姿を拝見し講演を聞くと、トランスパーソナルなケアという用語が、どのようものか理解できたように感じる。ロウソクの灯、会場内に響き渡るシンギングボウルの奏でる音、あたたかいジーン・ワトソンの表情、あたたかい声。ジーン・ワトソンの「ケアリングは癒しである」という発言に納得することができた。講演の中で語る、ヒューマンケアリングは「心」、「体」、「魂」を癒すということ。「心をもたない、魂をもたないと価値がない」というワトソンの言葉が印象的であった。看護は、治療という医学的なも

のではなく人と人との関わり、ヒューマンケアリングであり、人と人との触れ合いが重要となる。ジーン・ワトソンの講演を聞くと、人と人との関係はただ単に、会話すること、触れること、身の回りの世話をすることといった、一方的なものではなく、その人自身を理解して、自分自身も相手に理解してもらうような関係性が大切であるように感じた。このヒューマンケアリングの実際をどのように行動に表せばよいのか、また、どのように教育すべきか、言葉で表現するのはとても難しく感じた。そのように考える講演会の時間であった。1日講演を聞き、ジーン・ワトソンはやさしい声で、やさしい表情で、包まれているような感じがした。癒されているような感じがした。そして、私は、ジーン・ワトソンの話す内容に惹き付けられた。ジーン・ワトソンにケアされているようであった。ジーン・ワトソンンの講演を聞き、私の考える看護はケアリングという言葉があっているように感じた。

2．自己の看護を振り返る

　私は、専任教員となる以前に14年間病棟で看護を行ってきた。私が関わってきた患者は、外科的治療を受けるもの、内科的治療を受けるもの、急性期、回復期、慢性期、終末期と様々であった。私は、患者が置かれている状況から、自分がどのような看護を受けたいか考えるようにし、患者と関わってきた。つまり、患者のニードに気づけるような看護ができるようにと心がけていた。そのためには、患者の行動を観察し、行動の意味を考えることが必要である。今まで、多くの患者と関わってきた。元気に社会復帰していく患者や、最期の時を迎える患者など、様々な時を患者と一緒に経験してきた。私が看護師経験の中で最も印象に残るのは、癌により終末期となった患者との関わりである。

　その患者は、癌の末期であったため、麻薬による疼痛コントロールを行っていた。また、成人期の患者であり、会社役員という社会的にも大きな役割を担っていた。患者の状況は日を追うごとに悪くなり、体を右や左に動かすことさえままならず、ベッド上で天井を見つめ毎日過ごされていた。持続的に麻薬を投与し疼痛コントロールをしていたが、痛みの訴えが多く、鎮痛剤を追加で使用することが増えていった。そのような状況の中、私は患者の病室へ行くたびに、必要な援助は何かを考えるようにしていた。私が患者のもとへ行くと、痛みで苦しんでいる場面、険しい表情で強い口調で苛立ちを見せる場面、仕事の事を考えている場面、意識が朦朧と理解困難な発言をする場面など、日々状態が変化していた。患者は、癌により身体的な苦痛、不安や恐怖、苛立ち、孤独感などの精神的な苦痛、会社はどうなってしまうのか、残される家族はどうなるのかという社会的な苦痛、人生の意味への問いや死への恐怖などの霊的な苦痛という全人的苦痛があった。私は、患者の訴えに対して、体をさすることや、安楽な体位を整えること、罨法による疼痛緩和、話を聞くこと、側にいる事などを行った。また、患者の訴えよりも先に、援助を行うことを心がけていった。その結果、私が関わっている時間帯は、痛みの訴えが少なくなり、精神的に不安定になることが少なくなっ

ていった。また、傍にいると安心し眠ることも多くなっていった。癌により全人的苦痛があり、関りが難しい患者に対しては、どのように関わればよいのか悩むことはあるが、その患者を理解しようとすること、援助者側の姿勢が必要ではないか。

　ワトソンは、「ケアリングの理念や価値というのは、単にそこに存在することではなく、出発点であり、姿勢であり、態度であり、意識である」[1]と述べている。患者のことを理解したい、ケアしたいという思いが大事であり、それが、姿勢、態度、意識になりケアリングは始まるのではないかと考える。その関わりの中で、自分の思いが相手に伝わるのではないか。そのような思いが看護に必要だと考える。「理念や価値はやがて意図的な関与や意志となり、愛や気づかいという意識をもって"見ること"、生きることとなり、具体的な行為や『そこに居ること』になって現れるのである」[2]。私自身は、どのような関わりができるか、患者のニードは何かを考えている。患者をケアしたいという気持ちがあれば、何も用事がなくても患者のもとへ行く、体をさする、声をかける行為につながるのではないか。そして、その関わりを続けることでお互いを信頼できる、分かり合える関係になるのではないか。トランスパーソナルなケアリングの瞬間についてワトソンは、「ケアリングは対人関係のテクニックというよりも、道徳的な理念であり、特定の目標に向かう熱意を伴う。その目標とは、人間性と尊厳を守り、高め、保持することで、それによって、内的調和・全体性・ヒーリングの力を蓄えることができる」[3]と述べている。私は、患者や家族など、様々な人と出会い、関わりの中で、患者の苦痛を取り除くことや、清潔を保つこと、基本的欲求を満たすこと、精神的安定を図ることなどを行い、患者のニードを満たそうとしている。患者との関わりは自分の中でも記憶に残る時間であり、その関わりの時間は戻ってこない。そのため、患者ひとりひとりとの関わりの時間を大事にしていきたいと考える。

3．どのように教育していくか

　自己の経験を振り返り、ヒューマンケアリングの実践者となるためにどのように学生と関わればよいのか。どのような教育が必要なのか。今回のジーン・ワトソンの講演会を聞き、ヒューマンケアリンクの実践者を育てる教育を、自分が受けたという事実に気づいた。講演会の中で、私は、ジーン・ワトソンの話を聞き、充実した時間を過ごすことができた。ゆっくりとケアリングについて話が聞ける時間になったのである。その時間は、自分自身が癒され、ケアリングされていたのである。このことから、ヒューマンケアリングの実践者を育てるためには、育てたい相手をケアリングすることから始める必要があるのではないか。ケアリングの対象者（学生）のニーズを理解し、ニーズが満たされるようにケアすることが、ケアリングを理解する第一歩だと感じた。また、患者の傍に一緒に行き、自分の患者と関わる姿を見せること、患者とどのように関わりたいか思いを引き出すこと、看護について語ること、経験を積むこと、その時の瞬間を大事にすることなど、多くの必要な援助を見つけることができた。看護は人と人との関わりが重要であり、ヒューマンケアリングは

「心」、「体」、「魂」を癒すということ、というジーン・ワトソンの言葉を胸に、看護について学生と共に考えて、ヒューマンケアリングの実践者を育てていきたい。

おわりに

「発展する看護科学・看護理論・看護の方法・実践は、今世紀、さらに将来にわたって、統合性と目標をもって存続し続けるという、人々のヴィジョンと希望に寄り添っていくことが求められている」[4]。現在、医療は高度化し、複雑な技術の習得が求められる。また、人間対人間の看護であり、気持ちに寄り添う、患者を癒すことも求められている。「癒しは科学でなく直感を働かせて希求するアートである」[5]とワトソンは述べている。患者を治療という医学的なものばかりでなく、癒すことができる看護師が増えるようケアリングの重要性を私は伝えていきたい。

文献

1）ジーン・ワトソン　稲岡文昭・稲岡光子・戸村道子訳：ワトソン看護論―ヒューマンケアリングの科学　医学書院　2016　p56

2）前掲書1）　p56

3）前掲書1）　p104

4）前掲書1）　p41

5）前掲書1）　p41

3）人が人をケアするということ
――ジーン・ワトソン博士の講演会から――

岸本　匠

1．はじめに

私が「看護理論と臨床の統合」……そのような話を耳にするようになったのは、ここ数年である。正直なところ、頭の中には、「看護理論を重んじて、中範囲理論を活用して……」と考えているが、日々臨床で看護をしている中で看護理論を十分に重んじてるかと言われると、そうではないのが現状である。というのも、臨床では多くの業務内容や会議に追われ、患者と関わる時間さえも削られているような状況にある。

この度、ジーン・ワトソン博士が来日され、講演会に参加する機会があった。看護理論家の講演を聴くこと自体が、私の人生の中で初めてのことで感慨深いものであった。講演会で感じたこと、考えたことを述べたいと思う。

２．看護理論の捉え方

　私が看護理論を学んだのは、もちろん養成所であるのだが、深く考える機会となったのは、臨床指導者講習会であった。それまでの私は、看護理論と看護実践がつながるということにさえ目を向けることもなく、ただただ時間に追われ、目の前の患者に看護を提供し、それで良いと思っていた。実際のところ、患者の事例に応じて中範囲理論やモデルに当てはめて検討するということ自体を臨床に出てから、行う機会も少なかった。また、そのように看護をされる先輩に出会うこともなく、きっかけというものが無かったというほうが合っているように思う。

　臨床指導者講習会では大理論、中範囲理論について学ぶ機会があり、養成所で学んだ時はイメージできていなかったことが、臨床での経験と照らし合わすことで深く考えることができた。看護の方向性に迷った時や看護を振り返る時に、活用するようになり、また、看護学実習では、看護学生に対し理論を用いて考える機会を与えることで実習での学びを深めてもらえるような働きかけをしている。

　臨床では看護大学出身の看護師が増えてきているが、実践の場で看護理論と触れる機会が増えているかというとそうとは言い切れない。やはり、その病院自体（看護部？　看護局？）が看護理論を臨床（看護実践に）にどのように組み込もうと考えているか、ということだと考える。今年は当院でも院内で看護理論の研修があった。ワトソン博士の講演会へ参加したのも、自分の中で、看護理論に触れたいと感じたからであり、まだまだ看護理論を深く理解できているとはいえないが、私自身の今後の看護を深めるためには必要な分野であるということは理解している。

３．ジーン・ワトソン博士の講演会

　看護理論家の講演会に参加するという機会を得て、「本の中の人」というと語弊があるが、なんとも不思議な感覚であったことを記憶している。

　ワトソン博士は、「ヒューマンケアリング」の提唱者であることは知っていたが、「ケアリング」という言葉に馴染みがないので、無知というか、うまく理解できないまま参加した。そのためか、内容が理解できてもすぐに消えるような、なんとも雲を掴むような気分であった。

　講演会の初めにワトソン博士主導でシンギング・ボールを使用した瞑想を行った。シンギング・ボールを使用した瞑想は心身を落ち着かせる（こころのセンタリングを容易にする、キャリブレーションする）ことができるとされている。また、シンギング・ボールの奏でるHz（ヘルツ）の高低によって、あたま、こころなど、人が出している電磁フィールドに合わせたキャリブレーションができ、ただ音を聴き、心身が落ち着くものであろうと思っていたが、その中身は科学的な内容で驚かされた。私は、急性期での臨床が長く、看護を行う中でも、常に時間との勝負のような、焦っている状況である。現に心拍数も通常よりも速くなっていることも自覚している。

　ワトソン博士は「心臓・磁場フィールドが高い看護師は、患者の低いフィールドを引き上げるこ

とができ、癒しにつながる」と話されており、看護師の精神がポジティブな状態は高いフィールド、ネガティブな状態は低いフィールドと考えると看護師の心の持ちようはポジティブな状態を維持し、低いフィールドにいる患者に対し看護を駆使し、高いフィールドに引き上げ、癒すことができると考える。また「多くのコミュニケーションが言語や表情、声のトーンなどのわかりやすい信号を通じて行われていると思いがちだ。しかし実際には潜在意識下で、かすかではあるものの、しっかりとした影響力のある電磁波やエネルギーコミュニケーションのシステムが作動している。ポジティブな感情は心臓のリズムと脳波をシンクロし、心臓のリズムと脳波がシンクロしている人の放つ電磁波は、周囲の人の脳波を安定させる可能性があるといわれている」[1] とあり、看護師が放つ電磁波が患者へ良いも悪いも影響することが考えられ、看護師の感情が安定している状態で患者に寄りそうことが、患者を癒すために必要であるといえる。となれば、私が時間に追われ焦っている状態の時も、患者に少なからず影響しているといえる。では、どうすればよいのか、そのこともワトソン氏は話してくださった。

　看護実践を行う中で、例えば巡視中にシンギング・ボールを使用することは難しい。ワトソン博士は"深呼吸"での代用を話されていた。「病室に入る前に、一旦立ち止まり深呼吸をする。心の中心は"感謝""思いやり"を考える。ゆっくりと吸い込んで、外に出す」このような方法であれば、意識をすれば道具なしに行うことができ、実践に活かせると感じた。多重課題が多く、時間に切迫している時の看護師は、精神的にも安定しているとは言い難い。看護師のもつ雰囲気（言動・態度）も、切迫していない時とは違い、患者に与える影響は、良いものばかりではないであろう。看護師自身の緊張が高く、焦っている時のフィールドは低いと考えられ、バイオシディックを与える状態であるといえる。いくら言語的に優しく丁寧に話していても、「元気をもらう」「エネルギーをもらう」というバイオアクティブの状態までは高められないと考える。実際に病棟自体が忙しく、バタバタと騒がしい環境下では、いつもは夜間に落ち着いている患者が、せん妄状態や不穏状態になる等、患者へ何らかの精神面の影響があると感じていた。その逆で、病棟が落ち着いている雰囲気であると、患者も落ち着きを取り戻すのである。このようなことも、看護師の与える影響が重なり、患者の療養環境に何らかの影響を与えているのではないかと考える。ワトソン博士の話しから看護師（看護師の持つフィールドの高さ低さ）も患者の環境の一部であると考えることができた。

4．ジーン・ワトソン博士の講演会　〜全人的に捉える〜
　私は急性期にある患者の看護を行う中でよく思うことは、"「身体面」をクローズアップして観すぎている"ということである。当然と言えば、その通りであり、急性期にある患者は生命のニード・安全のニードが優位とされており、そのニードを読み取り看護実践を行うことが求められる。また、侵襲の高い状態にある患者は身体面への治療が最優先とされており、看護実践も診療の補助としての役割を占めることになる。しかし、身体面が優位であっても精神面・社会面・霊的が疎かであっ

て良いということではない。そのことが露呈したエピソードがある。

　新人看護師に対し、看護要約を記載する研修があり、下書きの看護要約を添削する機会があった。新人が記載した看護要約には、身体面の内容は記載されていたが、精神面・社会面・霊的な部分の情報の抽出から解釈などがほぼ記載されていない状況であった。看護学生時代には「患者は全人的に捉える」と学んでいたはずが、看護師として臨床に出て数カ月で、実際に目の当たりにする患者の身体面に視点が固定されている……そのような印象さえ感じ取れた。そして、おそらく先輩看護師も気付かないうちに、看護記録や要約の内容が身体面のみに特化した記載になっており、新人看護師は、その先輩看護師の記録を読んで学びとして自己の糧にして記載したのだと思えた。新人看護師の看護要約の内容は、私たちの先輩看護師が行っている看護実践や、また育成の評価のように感じとれた。まずは新人看護師の育成もさることながら、新人看護師を教育する先輩看護師の育成も必要であると考えることができた。

　ワトソン博士の講演の中で「患者は身体、身体は機械、機械を直す……人をモノとして扱うこと、人としてみていない」というお話しがあった時に、全人的に患者を捉える、人のこころとからだは"繋がっている"と捉えることが、看護で人を癒すために必要なことであると改めて感じた。

5．ジーン・ワトソン博士の講演会　～患者との関わりから～

　気持ちが通じ合ったと感じた患者との関わりは、片手で数えられるほどである。今でも思い出すのは、もうお亡くなりになった大腸がんの患者である。私が出会った時は、手術療法を終えて、転移した切除不能がんに対し化学療法を受けておられた。娘と孫は遠方であり、パートナーとご兄弟が近くにおられた。何度か入退院を繰り返すなかで、緩和ケアの方針を主治医より提案された。患者は化学療法を受ける時から「受け入れ」をされていたため、緩和ケアのある病院に転院の方向となった。当院は急性期病院であり、緩和ケアのようなケアの提供を満足にできない。しかし、患者が「一度、家に帰りたい。飼い犬に会いたい」と話した時に、もう帰れないことを理解されての発言であったと感じたため、主治医に退院は不可能でも、せめて外出泊ができないかと提案し、環境を整えて外出泊をしていただけるようにと色々と手を尽くした。転院日が決まったある日に患者にお手紙をいただいた。その中には「１日でもこの病院にいて、楽しい話を一杯したいものです。どうか最後まで○○先生や岸本看護師と又、皆様と１日でも長く過ごすことが出来ますよう私は頑張ります」と書かれてあった。私は患者のためにと考え行動していたが、患者は当院で過ごしたかったんだ、私を必要としてくれていたんだと感じた。必要とされたことにうれしく思ったが、緩和ケアへの転院、患者と離れるということを考えると複雑な心境であった。私に色々なことを考えさせるために患者が身を呈してくださっているようにも感じた。患者が入院するたびに、受け持ち看護師となるように看護長にお願いしていたが、その裏では患者からの依頼もあって看護長は敢えて私を受け持ちにしていたそうであったことを後から知った。私は、毎日の出勤のたびに患者の名前あ

るか気にかかり、名前があるとホッとしていたのを覚えている。看護をしていると思っていたが、その反面で患者に癒されていたのかもしれないと今になって思う。

　ワトソン博士はヒューマンケアリングについて「患者だけでなく、看護師の心を満たすケアを提供できるように支援する」とし、看護師が看護を実感する瞬間を体験することに意義があるとしている。患者に寄りそうことが、患者の「癒し」となる。そのためには、看護師が患者の環境の一部だと捉え、看護が癒しのエネルギーを持っていると自覚し、ケアすることで患者のみならず看護師も癒される、トランスパーソナルなケアリングを体験し、看護の喜びを体感うることが今後の意欲になり、ポジティブな循環を生むと考える。ポジティブな状態にある看護師は心臓と脳波がシンクロしている状態であり、また患者を癒す……私もそのような、患者を「癒す」看護師になりたいと感じた。

６．おわりに

　ジーン・ワトソン博士の講演会を聴き、人が人をケアすることのあり方を、しっかりと考える機会となった。インプットだけでなくアウトプットし、自分の言葉で表現することで自己の学びをより深いものにできた。

　このような機会をいただいた城ヶ端初子先生に心より感謝申し上げます。

文献

１）湯川鶴明編　きまぐれAI新聞　「元気をもらう」の正体は心臓から出る電磁波　TransTechカンファレンスから　http://aishinbun.com/clm/20181129/1855　2018.11.29
２）ジーン・ワトソン　稲岡文明, 稲岡光子, 戸村道子訳：ワトソン看護論　ヒューマンケアリングの科学　第２版　医学書院　2014
３）山本敬子ほか　Jean Watson博士の「ヒューマンケアリング」を看護教育に活かす方略　沖縄県立看護大学　第17号別刷　2016

４）ワトソン博士の講演会に参加して
──看護継続教育におけるヒューマンケアリングに注目して──

松永　雄至

１．はじめに

　私が、「ワトソン博士の講演会」に参加するきっかけとなったのは、大学院修士課程でお世話になった恩師からのお誘いであった。大学院の授業の中でも、様々な看護理論について学ぶ機会はあったわけだが、当然すべてを網羅できたわけではない。まして、それぞれの看護理論を理解したかと言

われれば、自信を持って理解したとは言い難い経験がある。修士課程で学んだ当時を振り返ると、大学院で改めて勉強した看護理論は、かつて基礎看護教育で学んだ時とは違い、印象も理解度も違うことに気づきとても新鮮な感覚を得たことを覚えている。私自身の個人的な考えであるが、看護理論は過去の偉人によって開発されたものという先入観があった。そんな中、ワトソン看護論の著者から直接、ヒューマンケアリングについて講演を聞くことができるという情報を得た。普通ならすぐに参加を決めるところであろうが、講演を聞いてその内容を理解できるのかも自信が持てず悩んだ。しかし、これも一期一会と思い参加することにした。いささか大袈裟ではあるが、思い返すとこんな葛藤があった。

　東京会場につくと、会場は、1000人を超える定員であったが、すでに前からどんどんうまっており、空席は後方に限られていた。参加者の数から考えても、この講演会に対する期待の高さを表しているようだった。私もようやく空席を見つけ講演を聞くことはできたが、後方の席のため、ワトソン博士の姿は小さく見えた。

２．教育場面におけるヒューマンケアリングの効果

１）臨床現場における新人看護師に対する教育場面を振り返る

　私は看護師時代、幸運にも５人の新人看護師を担当し、プリセプターを経験した。プリセプターシップとは、病院に就業する看護師がプリセプターとして新人看護師または看護学生を指導する体制であり、新人看護師に対して教育効果の実証された指導体制と述べられている（吉富，野本，鈴木，舟島，2005）。プリセプターとは、プリセプターシップによって任命される特定の新人看護師にマンツーマンで指導を行う先輩看護師（日高，2016）と定義されている。私は、この役割にやりがいを感じていた。なぜなら、担当する新人看護師の成長を見たり感じたりできるからである。新人看護師の指導は容易ではなく、在職中、担当した新人看護師を含め数名が他病棟への異動や退職に至った。私が担当した新人看護師の退職を知った時は、新人看護師の退職に至った原因として自分の指導が直接影響したのか、或いは退職に至るまでに何か支援が出来なかっただろうかと思い悩んだことを思い出す。現在の新人看護師の離職率は、日本看護協会の2018年病院看護実態調査によると、7.5%（日本看護協会，2018）であり、ここ数年横ばいで経過している。新人看護師の離職は、新人看護職員研修ガイドライン【改訂版】（厚生労働省，2014）だけに留まらず、何らかの対策を継続して講じる必要性を感じている。しかしながら、プリセプターにとっても、１年間特定の新人看護師をマンツーマンで指導することは、心身の負担感やストレスが大きい（吉田，山田，森岡，2011）とも言われている。プリセプター、プリセプティーが役割を継続し就業するためには、ワトソンの10のカリタスプロセス（ジーン・ワトソン，2012/2014）で考えてみると、最初の自己と他者に対する愛情――優しさ/共感と冷静さの実践として、まずプリセプター自身が自分自身を大事にし、その上でプリセプティーに対して愛情を持って接することが必要である。順にカリタスプロ

セスを実行することは、安心感が得られることを基盤としたサポート体制で不安や緊張感を緩和することで（宮沢，茂呂，2010）に繋がる。こうしたサポート体制から大切にされている感覚を体感することで、大事にしてくれた人や組織を大事にしようとする。これこそが、ケアリングの効果であり、新人看護師の離職予防だけでなく、次の世代へと受け継がれる組織文化につながると考えている。

2）基礎教育課程、看護実習における看護学生に対する教育場面を振り返る

　現在私は基礎教育課程の教育現場に所属し、実習指導を主に担当し、実習施設において看護学生を直接指導する役割を担っている。

　学生は、通い慣れた大学で学ぶ講義や学内演習とは異なり、不慣れな実習施設で看護実習を実施する。看護実習では、「関係性」に関しては、実習でしか深く学べない学習内容（藤岡，安酸，村島，中津川，2007，pp.8）とあるように、看護学生は体験を通して患者や家族との関わりだけでなく、臨床指導者をはじめとする様々な医療者との関わりを体験する。また、藤岡，安酸，村島，中津川は、専門的思考過程としての看護過程を展開する経験を重ねていくことができる（2007，pp.8）と述べている。つまり、看護実習では、講義や学内演習では学ぶことのできない貴重な学習体験である。しかし、実習施設でのストレスに加え、看護過程を学習するということは、自宅において長時間、看護記録と格闘することとなる。結果として、身体的にも精神的にもストレスが高い状況であると推測される。実習指導を担当する教員として、知識や技術を指導するだけではなく、安心して実習できる環境を提供する必要がある。基礎教育課程の看護実習の場面においても、自己と他者に対する愛情——優しさ／共感と冷静さの実践を提供し、学生自身が教員を安心できる存在であることを実感できることが重要であると考えている。安心を実感することで、学生は、教員に対し悩みや不安、課題への質問を相談することができ、教員は創造的な問題の解決ケアリングプロセスを示すことができる。また同様に、臨床指導者や実習病棟の看護師から受け入れられ、チームの一員という感覚を実感することができれば、受け持ち患者に対してより積極的に看護を展開し、多くの学びを得ることができると考えられる。

3．講演会での質疑応答の場面を振り返って

　講演会で行われた質疑応答についても少し振り返ってみたい。質疑の内容は、既にヒューマンケアリングを導入している参加者から、看護師だけでなく医師を巻き込むための助言を求めていた。一方で、これからヒューマンケアリングを導入する参加者から、基礎看護教育にヒューマンケアリングを導入しようと模索している方や医療施設で導入を模索している方々が具体的な助言を求めていた。その他、現在の組織内の人間関係改善に関する質問など多数が寄せられた。これらの質問に対して、ワトソン博士から丁寧な回答がなされた。また、英語で質問される参加者もおり、自分の

言葉で直接質問することは、ワトソン博士が質問者の生の声を聞いて理解していると考えることもでき、私には羨ましく感じた。

4．講演会での学び

　ヒューマンケアリングの基本は、自分を癒すことから始まるということである。自分に関心を寄せ、自分を大切にできなければ、他人に対してケアすることは難しい。自分を大切にできるのであれば、臨床現場における新人看護師の教育に対して、看護基礎教育課程における学生指導に対して、冷静な愛情を与えることができる。その相互作用の結果、互いの信頼関係が強くなることで、新人看護師や学生は悩みを打ち明け、その悩みの解決に向かって支援できるのではないだろうか。ヒューマンケアリングは、看護師と患者との間において展開されることは当然であると考えられるが、看護師同士、教員と学生間においても応用可能ではないかと考えている。

文献

1 ）厚生労働省．（2014）．新人看護職員研修ガイドライン（改訂版）．https://www.mhlw.go.jp/file/05-Shingikai-10801000-Iseikyoku-Soumuka/0000049472.pdf〔検索日2019年11月30日〕

2 ）ジーン・ワトソン［HUMAN CARING SCIENCE: A THEORY OF ALL NURSING］．稲岡文明，稲岡光子，戸村道子訳：ワトソン看護論―ヒューマンケアリングの科学　第 2 版　医学書院　2012/2014

3 ）日高優．新人看護師教育を行った経験が先輩看護師の意識に及ぼす影響―意識尺度の作成と教育体験による検討―．医学教育 47（2）2016 pp101-110

4 ）藤岡寛治，安酸史子　村島さい子　中津川淳子：学生とともに創る臨床指導者ワークブック　医学書院　2001

5 ）宮沢玲子　茂呂悦子：クリティカルケア領域で働く新卒看護師へのサポート　どのように困難を乗り越えたのかを分析して　日本看護学会論文集（成人看護Ⅰ）2011　41，53-56

6 ）日本看護協会，https://www.nurse.or.jp/home/opinion/newsrelease/index.html.〔検索日2019年11月21日〕

7 ）古富美佐江　野本百合了　鈴木芙和　舟島なをみ：新人看護師の指導体制としてのプリセプタ　シップに関する研究の動向　看護教育学研究　14（1）2005　pp65-75

5）ワトソン博士の来日講演で思うこと、考えたこと

城ケ端　初子

はじめに

　2019年 9 月15日（日）、京都国際会館でワトソン博士の来日講演会が開催された。

　ワトソン博士といえば、まず頭に浮かぶのは「ヒューマンケアリング理論」である。博士のこと

は、1992年のある看護系雑誌の連載で「アメリカ看護師群像[1]」というシリーズの2回めにジーン・ワトソン博士が取りあげられている記事を読んだことに始まる。タイトルは「ヒューマンケアリング理論で看護に新しいメタパラダイムを！」で、私はその文面に引きつけられた。その頃は、ケア・ケアリングという用語は、よく使われており、臨床でも「Aさんの清潔ケアに行きます」等と一般によく使われていた。

　その頃私は、A県立短大の看護学科で仕事をしており、看護学概論Ⅲ（看護理論）」の科目を担当していた。しかし、私は当時「看護理論」を教えることにかなり苦労していた。看護理論を学ばせる意義と目的は何か？　どの程度まで教えるのか？　看護理論の中でも、どのような理論を学ばせるのか？　等々と思いをめぐらせ、私が選んだ理論は、ナイチンゲールとヘンダーソンの看護理論に加えて、ジーン・ワトソンの看護理論を教えることであった。根拠には、単純ではあるが今、看護にこそ必要なものはケア・ケアリングだと思ったことによる。こうして私の新しい試みが始まった。ワトソン博士の業績をはじめさまざまな資料を読み、自分が学ぶことから始まり、自分が学び得たことを学生にいかに教えるか？　と思い悩みながら、進めていったものである。

　それから26年、私はO市立大学大学院看護学研究科で、院生に教科目としての「看護理論」を教えていた。その時、2008年「ケアリングサイクルと看護科学」をメインテーマに、福岡で開催された「第28回日本看護科学学会学術集会」で、ジーン・ワトソン博士の講演を院生達と共に拝聴することができたのであった：初めて直接見るワトソン博士の印象は、若々しくエネルギーに溢れる姿であった、後日、講演からの学びや気づきを授業で院生達と討論し、多くの学びを得ることができた。

　そして、今回は2度目の来日講演の参加であった。楽しみにして会場に向かったのである。

　講演を聴くに当たり、手元資料を整理してみた。

1．ワトソン博士の略歴に触れて

　博士は、1940年2月21日、西バージニア州で8人兄弟の末子として生まれた。また、早くに結婚し、2人の子供を育てながらの学びの道を歩んでこられた。そして、3年課程の看護学校を卒業後、コロラド大学看護学部に進学し、1964年に看護学士号（BSN）を取得、1966年には同大学大学院の精神科看護（Psychiatric mental Nursing）で修士号（MS）を取得。その後ワイオミング大学で教鞭をとり、後に、コロラド大学で博士号（PhD）を教育心理学およびカウンセリング領域で1973年に取得している。卒業後、コロラド大学看護学部長に就任。現在はヒューマンケアリングの提唱者であり、コロラド大学デンバー校看護学部特別栄誉教授、名誉学部長である。また、国際ケアリング学会名誉会長を務める。1993年マーサ・ロジャーズ賞、1999年リーマン科学賞を受賞。FAAN（アメリカ看護アカデミー会員）、LL（Living Legend：生きた伝説）の称号を受け、世界の国々から15の名誉博士号を取得している。以上略歴を見てもすごい人であるの一言である。偉大

な看護学者である。

2．これまでの博士の講演の始まり（イントロ）部分の状況に触れて

　博士の講演の始まり部分で、行われた作法について少し長くなるが、触れておきたい。

　2012年3月に日本赤十字広島看護大学における、国際ケアリング学会に参加した知人の語り[2]によると、次のようであったという。特別講演の冒頭に博士から「沈黙から始めましょう」との声があり、参加者は目を閉じた。次に「心に目をむけて、静けさを感じてください」と続き、自分の呼吸に意識を向け深呼吸してリラックスし、気持ちを楽にしたと語った。しばらく静けさに浸っていると博士が「ケアリング、思いやり、愛、癒し、平和、誠実さの源である感謝の気持ちで満たして下さい」と述べられ、知人は全てのものに感謝の気持ちで心を満たしたと語った。このようにすることによって、心が和らぎ、心が洗われるようになり、意識が集中したところで、博士はキャンドルに火を灯し、「普遍的愛を広げ、平和的な人間の光・愛を灯していきたい。そして、日常の活動の中で、その役割を担っています」と述べられたという。知人は目の前に映し出された、スクリーンの柔らかなキャンドルライトに心を移していったという。そして、知人はワトソン博士の灯された平和的な人間の光や愛を、自分の周りに広げていきたいと感じたと語ってくれた。知人のこの語りは、ワトソン博士の講演内容を聴き理解する上で、とっても大きな働きを与えたということからも、効果的であったと思われた。

　2008年私達が受講した博士の講演では、キャンドルの灯がスクリーンに映し出されたことを記憶している。そして、今回は、映像でケアリングの心を思い起こして、心を開くためのものとしてのシンギングホウルと響きが伝わってきた。こうした作法は、受講者が心安らかに講演内容に耳と心を傾けて聴くうえで、大きな働きがあるように思われる。

3．ヒューマンケアリング理論について考える

1）ヒューマンケアリング理論の生まれた背景

　それまでホスピスの現場で仕事をしていた博士は、大学に戻って看護教育に従事するようになった時、まず看護の核（Care）とは何かを明らかにすることであったと述べている。最初に書いた本 "Nursing：The Philosophy and Science of Caring" で看護の技術的な側面をすべて取り去ったら後に何が残るか、専門職として何が残るのか、残ったものが看護の基礎となる骨格ではないかと。そして到達したのが10項目のケア的な因子である[3]と考えたと博士は述べている。しかも、この因子には、実践的な要素に加えて倫理的な要素も含まれていると述べている。

2）ワトソンの看護理論

　博士の講演を聴いて自分なりに改めて理論を振りかえってみた。

ワトソンの看護理論は、ケアリングの哲学と科学を融合させた人間科学としての看護理論である。特徴としては、現象学的・実存哲学的アプローチのトランスパーソナルなケアリングがあげられる。また、この理論は、看護師と患者の人間関係の相互作用を指向するヒューマンケアリングが、大切な部分としてあげられる。そのケアリングは、患者と家族のニードを充定し、健康や成長を促すものであり、ケア因子としてあげられている。

　ワトソンのケアリングは、問題指向型というよりも道徳的融合を示すものである。そして、「なすこと」よりも、「存在すること」を重視している。

・トランスパーソナルなケア

　トランスパーソナルなケアは、「個人を超越したケアであり、相手と1つになる有り様を含んでいる。人間と人間との間で結ばれる間主観的な関係であり、生きられる主観的世界との接触である」[4]

　看護師と患者は相互に影響しあい、お互いに結びつきを感じている関係である。この時に看護者は患者の経験の中に入りこみ、患者も看護師の経験の中に入りこみ、ともに関与するものとして存在するのである。（図1）[5]

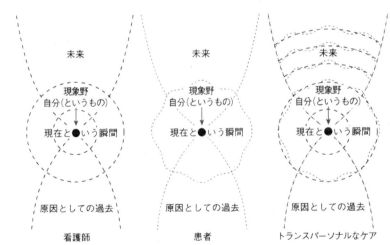

図1　ヒューマンケアのプロセスの動態
（ジーン・ワトソン、稲岡文昭他訳：ワトソン看護論、医学書院、1992より一部改変）

・ヒューマンケアリング理論の前提と条件

　ワトソン看護論の中心概念は、「ヒューマンケア」と「トランスパーソナル」であるが、ケアリングの科学に関する7つの前提があげられる。

　7項目について、各々改めて検討してみると、ケアリングに関する基本的なことがあげられており、各項目の意味を確認することができた。私はかってケアとケアリングに関する書籍を出版[6]したが、この中で、ケア・ケアリングの概念、および看護理論として、ワトソンの理論を取りあげ

ている。ここで改めて読みかえした。

・ワトソンの10のケア因子に基づく看護実践

　10のカリタスプロセスについて、ここでは列記しないが講演の中で、例をあげながらの説明があり、理解しやすくいくつかの新しい気づきがあった。

　では、この10のカリタスプロセスに基づく看護展開は、どのようなものであろうか？　私は、具体的に癌末期患者の例で、看護過程の展開を試みた。

　ワトソン看護論は、理解できにくい点もあるが、具体例に取り組んで初めて10の因子のもつ意味が分かるものである。

　「看護理論」の授業でこのところワトソンの看護理論は、取りあげてこなかったが、是非取り上げたいという思いが強くなった。講演を聴き、博士の人柄に触れ、理論家から直接うかがった理論は、さらに理解が深まり、博士にも親しみをもって、多くの刺激を与えて頂いた。感謝である。

おわりに

　講演会でのワトソン博士は、お元気で前向きな姿勢と熱意が伝わってきた。12年前にお目にかかった時、講演を終えた博士とお話ができ写真にいっしょに納まってくださった。ベレー帽をかぶっていた私に「ステキネ！」と話しかけられ、人差し指でポンとベレー帽に触れるお茶目な側面も持ち合わせておられることに、親しみをおぼえたものであった。そうした博士の人柄や雰囲気も伝わってきて、それも講演会の学びの1つであるように思っている。

　講演会に参加することは、参加するたびに新しい発見や気づきがあり、それまでに学んできたと思われる看護理論をもう一度振りかえり、確認することにもつながり、有意義であると思っている。これからも看護理論家の来日講演には、理論を学んでいる大学院生や臨床にある看護師の方々と共に積極的に参加していきたいと考えている。

文献

1）照林社編：アメリカ看護師群像　ナースプラス1　VOLNo2
　　p6-11

2）城ケ端初子監修：看護理論家からの贈りもの　久美出版
　　2013　p118-124

3）前掲書　1）p6

4）城ケ端初子編集：実践に生かす看護理論　サイオ出版　2013
　　p328

5）前掲書　4）p329

6）城ケ端初子編集：ケアとケアリング　メディカ出版　2007

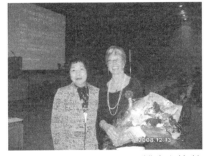

2008.12.講演後のワトソン博士と筆者

6）看護理論家の講演からの学び
——ヒューマンケアリングを看護につなげる——

岸本　沙希

1．はじめに

　ワトソン博士のケアリングに関心を持っていた私は、ワトソン博士の講演の案内をいただき、とても心待ちにしていた。大学院での授業での科目、「看護理論」の学生によるプレゼンテーションではワトソン看護理論を担当したため、ワトソン博士の理論について興味があり、全人的な人間のとらえかたや、ヒューマンケアリング、トランスパーソナルな関係性など、とても素晴らしい理論だと感じていた。また、ワトソン博士自身に出会えるのもとても楽しみにしていた。ワトソン博士が講演のたびにシンギングボールを鳴り響かせ、まるで儀式のようにキャンドルに灯をともし、瞑想される、と言われていたため、それも楽しみであった。ヒューマンケアリングの心を大切にしておられるという意味で毎回シンギングボールを鳴り響かせているということだった。期待を胸に講演を聞きに行った。

　ワトソン博士の第一印象はとても美しく知性を兼ね備えた、そしてエネルギーに満ち溢れている印象だった。とても若々しく笑顔の素敵な方だと感じた。ワトソン博士はシンギングボールを持って出てこられ、シンギングボールを会場全体に鳴り響かせた。その音は身体中に響き渡り、私の精神を安定させるようであった。また、会場の全員の思いがまるで一体となるような、そんな雰囲気に包まれた。とても心地よく、心が癒され、ワトソン博士の思いも伝わってきた。

2．ケアリング理論の起源について

　ワトソン博士のケアリング理論は、博士自身の経験や教育などからきているということであった。看護は専門職であるのにもかかわらず、医学がどんどん発達していく中で、看護としてコアになるものはないのかを考えていた。診断や治療をこえるものはないのか、看護の理論に必要なものは何なのかを考え、自分で理論づけをしたいと思った、といわれた。「施設も地域医療システムも、職業として行われるヒューマンケアリングにはふさわしくない方法で、組織、管理されている。従来の医療（不健康——健康）システムにおける一面的な見方のため、看護師や看護がもつケアリングの価値観が隠れてしまっている」[1]　と述べている。看護は看護独自の機能があるということを、ワトソン博士は理論として明確にしたかったのだろうと感じた。また、この理論はナイチンゲールに大きく影響を受けているとのことであった。看護に対する本質や、自然治癒力の過程、環境について、などのナイチンゲールが大切にしていた価値観を基盤とし、つくられたといわれていた。

3．ヒューマンケアリングとその看護実践

　看護実践においてヒューマンケアリングはなくてはならない存在である。「ヒューマンケアリングは行為それ自体を超越し、看護師個人が行う具体的な行為をも超える。それだからこそ看護職は個人として、また集団として、ケアリングの総体的な行為を提供し、維持する役割があり、その行為は人類の文明に重要な成果をもたらす」[2]と述べている。臨床でのヒューマンケアリングは患者を全人的にとらえ、お互いに結ばれ相互作用があると考えられる。これは、臨床現場でも、患者に対して、看護師としてまたは人間としてとらえることでお互いの相互作用が成り立ち、お互いに成長し価値を見いだすことができると考える。また、ヒューマンケアリングは現象学的にとらえ言葉から説明することができる、と言われていた。その現場にあるありのままの現象を受け止め、理解し援助することが大切である。患者がどのような行動をしたか、理解をしているか、思いはどうか、などを一つ一つかみくだいて理解することが重要である。

　私自身の臨床での経験を振り返りながら考えてみようと思う。事例として突然発症の脳出血となり死の宣言をされた患者と家族のことを考えてみた。その患者は突然に倒れ意識を失い、救急搬送され集中治療室に入院となった。家族は患者がいつ急変するかわからないため、限られた時間を大切にしていた。患者は気管内挿管をされ自分で訴えることもできず意識も無い状態だった。家族は当然のことながら突然の出来事に受け入れられず、困惑していた。しかし、家族は毎日患者のそばで見守り、最期まで一緒に支えてきた。看護師もまた家族の思いを大切にし、できるだけ一緒に過ごせるように周囲の環境を整えていた。毎日、忙しく過ごす中で、残された時間にできるだけ患者のことを理解し、寄り添い、支えていきたいと強く思う家族の気持ちと、何ができるかを考え看護として行動することは現象学的に今、何を考え思っているのかをしっかりとらえ、患者とその家族のニーズとして受け止め理解し、看護実践としてつなげていくことが重要ではないかと考える。患者からの思いも受け止め、看護師と患者の、お互い支え合い成長し癒される存在となると考える。「癒し」というのは環境だったり、人のつながりであったり、愛し愛されたりすることといわれていた。「トランスパーソナルヒューマンケアリングとケアリングが行われる瞬間において、看護師は患者の経験のなかに入り込むことができ、患者は看護師の経験のなかに入りこむことができる」[3]と述べているように普段、看護として患者にとって何が最善かを考え、患者を思いやる気持ちが、カリタスプロセスにつながっていると考える。講演では、この10のカリタスプロセスについて、ワトソン博士が丁寧に説明してくださった。私が思っている以上に魂や世界のレベルでの話であり、看護の本質は奥が深いものだと感じた。

4．カリタスプロセスとトランスパーソナル・ケアリングについて

　ワトソン博士が重要としているカリタスプロセスは10のケア要因として説明されている。これには、ケアリングを実践する上での心構えで、自己と他者の愛や、信頼、感受性、ケアリングや環境、

ニーズの援助、スピリチュアルな部分などを述べている。このカタリスプロセスの価値体系は「理論・教育・実践・科学において人間とヒューマンケアリングを再評価するという欲求が基礎にあり、看護学を人間——宇宙の関係を出発点に置くヒューマンケアリングの科学として発展させる根拠となる」[4]と述べている。カリタスプロセスはトランスパーソナル・ケアリングにとって重要であり、理論の根源となっているといえる。

　しかしこれには順序性はなく、あらゆることが同時に起きているのであると言われていた。患者と看護師の関係はトランスパーソナルな関係から、患者に励まされることもあり、また患者からの思いも受け止め、お互い支え合い成長し癒される存在となると考える。「単一のカリタス・プラクシス」が癒し（ヒーリング）となり、「カリタス」というのはラテン語で「大切にする、感謝する、愛情のある関心、もしくは特別な関心を向ける」[3]という意味である。心臓の電磁フィールドは微弱なヒーリング環境からできているということである。人間の感情と心は心臓への振動へ伝わっており、脈拍に影響するということを言われていた。人間の感情というのはそんなにも身体に影響するものなのかと、驚いた。不満があると、脈拍は乱れ感謝の気持ちがあると脈拍は一定に安定するようである。そのために、看護師が患者の病室に入るときに、いったん立ち止まって深呼吸し呼吸を整えて、自己をケアしてから患者と接することが必要であるといえる。これは自分自身が整っていないと、患者にもケアリングはできないということである。これは臨床現場で十分にいえることであり、体調管理はもちろん、精神的にも安定していないといけない。自分の状態が一番良好な状態でないと、患者の訴えを理解することも難しい。トランスパーソナルなケアリングを実践するためには自己管理をおこなうことはとても必要なことである。

5．ケアリングを教育へ

　ケアリングは看護教育にも影響しているとワトソン博士は言っている。看護教育にもトランスパーソナルなケアリングが実践されることで、看護師と新人看護師との関係性が構築されていく。これは、看護師も新人看護師に影響されお互いに支え合うことが必要である。例えば、新人看護師が実際に行なわなければならない処置にとまどっている場合、看護師は新人看護師にわからないところを聞き、どのように考えるのかを理解し、新人看護師と一緒に調べたり考察したりしながら、新人看護師の気持ちを汲み取って対応していくようにしていかなければならない。新人看護師に歩み寄っていくことによって、お互いにトランスパーソナルな関係となり、目標にむかって一緒に導き出しお互いの信頼関係を築くことができる。看護師は新人看護師において10のカリタスプロセスに当てはめることができ、新人看護師への親愛や信頼、傾聴や問題解決など、カリタスプロセスに沿って対応することができると考える。もちろん、ワトソン博士は、フィジカルも大切であり、ケアリングは心・身・霊的にみるが、フィジカルは体系的にとらえることができる。ケアリングで全人的な看護を提供し全体をみていくことが大切であると言われている。教育においても同じで、人

間的にさまざまな側面からみていくことで、全人的にみることができるのではないかと考えられる。

6．実際の病院での実践

　ワトソン博士が紹介されていたのは、カリタスプロセスのモデルに基づいて、これを可視化することで実践に移すということで提示されていた。病院でするのは大変だと思うが実践に移せることで、質の高い看護が提供できると感じた。また、マッサージをしたり、祈りのバスケットがあったり、手を握ったりすることで「癒し」をつくりだすことができる。

　また、ワトソン・カリタス患者スコアの、「患者経験のケアリング測定ツール」が使用されてカルテに添付するということもしていた。また、尺度を使った研究もされていた。このように、理論、実践、研究の3つは欠かせないことであり、この3つが循環していくとこが大切だのだと感じた。

5．最後に

　ワトソン博士はヒューマンケアリングの実践をとても大切にされている。その中でも、10のケア因子、カリタスプロセスに沿って学ぶことができた。ヒューマンケアリングは看護師――患者の間で行われ、お互いに寄り添い患者を理解することが大切である。そのことで、看護師も患者から得ることも大きい。これは臨床で実践しながら日々感じていることである。教育に関してもまた、同じようにお互いに理解し合うことが必要である。理論、実践、研究の3つの循環からより質の高い看護を提供することができ、そのことをあらためて認識することができた。今後臨床で実践につなげていけるようにしていきたい。

文献

1）ジーン・ワトソン　稲岡文明他訳：ワトソン看護論―ヒューマンケアリングの科学―　第2版　医学書院　2017　p50

2）前掲書1）p56

3）前掲書1）p106

4）前掲書1）p63

7）ジーン・ワトソン博士の講演会から「自分を大切にすること」の重要性を学ぶ

桶河　華代

1．はじめに

　ジーン・ワトソン博士（以下、ワトソン博士）の講演会は、「ナイチンゲール看護研究会・滋賀」（以下、研究会）の主催者である城ヶ端初子先生やメンバーと一緒に理論家から学ぶ2回目の機会

である。1回目は、2019年2月に行われたアフアフ・イブラヒム・メレイス博士の「移行理論と看護」という講演であった。

そこで、まずは、ジーン・ワトソン博士の動画からメッセージを観ることから始めた。「ヒューマンケアリングの実践と教育」というテーマで、ワトソン博士の自宅から日本の看護師（実践家や看護学生）に向けたメッセージであった。そのなかで、ケアリングの「心」を思い起こし、心を開くためのシンギングボウルを手に持ち、何度か鳴らしている姿にヒューマンケアリングとは宗教的な精神統一をはかる「看護」なのかと思った。

次に、城ヶ端先生の編著である「実践に生かす看護理論19」[1] のなかで記述されているワトソン博士に関する「ケアリングの哲学と科学」の部分を読み、理解を深めていった。ワトソン博士は、"看護（ケアリングcaring)"の重要性をいい、「ケアリングとはトランスパーソナルなケア（個人を超越したケア）であり、ヒューマンケアリングの科学である」[2] と述べている。また、ワトソン博士が1997年に事故に遭遇し、治療の甲斐もなく左目の視力を失った自身の経験から、「ケアリングは看護実践の本質であり、ケアリングは癒しである」と確信を得たことも知った。ワトソン博士は、看護実践家、看護教育者だけではなく、その両方の機能を備えた「ヒューマンケアリングセンター」の設置を行い、臨床と教育の学術的なプロジェクトへも発展させる等、数々の賞や名誉も受けている。このようにワトソン博士の看護理論をわたし自身、理解を深めつつ講演会に参加した。

2．ジーン・ワトソン博士の講演会「ヒューマンケアリングの実践と教育」

実際にワトソン博士の講演会（京都：定員1200人）に参加し、初めてお会いするとほっそりとした小柄でお洒落な方であった。講演会で配布された資料には、「ヒューマンケアリングが看護教育や臨床実践に与える影響についてさまざまなケースから理解できる」というねらいがあった。ワトソン博士の実体験から導かれたヒューマンケアリングの「ヒューマンケアリングはどのように生まれたのか」、また「今では看護のコアともいわれるヒューマンケアリングが臨床実践や看護教育に与える影響」が主な内容であった。

午前は、ヒューマンケアリングの基本（ヒューマンケアリングの定義と概要、現在の医療における重要性は？）を講演され、逐次通訳であった。逐次通訳とは、一つの発言の区切り区切りで翻訳して話すことである。ワトソン博士が話している途中、通訳者は通常記憶を保持するためにノートを取り、話が完了してから通訳を始める。そのため、同時通訳と比べてほぼ2倍の時間がかかってしまうが、訳の正確性が高まるため、二人の通訳者で行われていた。講演の中で、特にわたしが印象深かったのは、次の二つのこと「文化的ケアの保持・維持」と「看護師がケアリングをするためには、まず自分を大切にする」であった。

1）文化的ケアの保持・維持

　ワトソン博士は、相手のもっている文化があるなら、それを認めるようなケアが大切だといわれる。その例に日本の高齢者が「風邪の時に、長ネギを焼いて首に巻く」ということが挙げられた。「おばあちゃんの知恵袋」として知られる風邪症状の緩和に使われてきた方法を調べてみると、長ネギの白い部分をぶつ切りにしてよく焼いた物をガーゼやタオルに包んで首に巻くというのである。ねぎはある程度加熱すると臭いが失われるので、焼くのか、それとも太い動脈に熱が伝わり、体をあたためる効果も期待できるのかは不明である。しかし、実際に効果があるのかではなく、それを否定するのではなく、ネギの臭いがきついなら換気をするような工夫をしたらといということである。

　博士は臨床現場において多様にみえる患者背景は、実は目に見えないつながりによって結びついているといい、これこそが看護のコア（核）であるとその重要性を示す。時代や技術・医療の発展などにより外観は変化していくが、コアであるからこそ永久的な存在でもある看護のエッセンスに注目し、導かれたのが10のケア因子である。そしてこの因子をもとに理論として構築されたヒューマンケアリングは、看護師のケアの1つ1つの意味を再発見させ根拠づける役割を果たしている。

2）ワトソン博士に影響を与えた人々

　ワトソン博士は、講演の中で、専門的職業が明確な学問として成熟するには100年かかるといい、フローレンス・ナイチンゲールの功績を称賛して講演されていた。ワトソン博士に影響を与えたのは、「ヴァージニア・ヘンダーソンやリディア・E.ホールなど多くの看護の知識体系を踏まえたうえで、マデイン・M.レイニンガー、ヒルデガード・E.ペプロウなどの看護理論が土台になっている」[4] と示されている。それに加えて、ガトウやマズロー等の心理学、社会学、哲学の理論と業績も参考にしている。つまりは、ワトソン博士の看護理論は、臨床の看護実践から導き出されたものはもちろんのこと、心理学や社会学、哲学からも影響を受け、博士自身の個人的な経験も含めて看護理論に影響している。

3）10のケア因子・10のカリタスプロセス

　ワトソン博士は、ヒューマンの環境を創造していくこととして、「環境としての看護師」を意識することで、環境を変えることができ、看護師はケアリングの場になるという。そのなかで、10のケア因子と10のカリタスプロセスを説明されている。当日の資料やワトソン博士の著書にも示される10のケア因子と10のカリタスプロセス[3] は以下の通りである。

①抱擁　カリタスプロセス1：人間性──利他的価値──自己と他者への親愛、平穏さの実践
②鼓舞　カリタスプロセス2：信頼と希望を可能にする、真正に存在している
③信頼　カリタスプロセス3：自己──他者への感受性、スピリチュアルな発展の継続
④養育　カリタスプロセス4：真正な信頼に基づくケアリング関係の発展

⑤許し　カリタスプロセス5：肯定的──否定的感情の表出の容認：相手の話を傾聴

⑥深化　カリタスプロセス6：創造的問題解決ケアリングプロセス

⑦均衡　カリタスプロセス7：関係性の教育──学習/内部主観的意味

⑧共同創造　カリタスプロセス8：カリタス・フィールドとなるヒーリング環境の創造

⑨務め　カリタスプロセス9：基本的ニーズの援助──神聖な行動

⑩開放　カリタスプロセス10：実存的・スピリチュアルな未知のものへの開放：神秘と奇跡の容認

　　上記のなかで、特に⑧共同創造　カリタスプロセス8：カリタス・フィールドとなるヒーリング環境の創造を実践している。ワトソン博士は病院のなかに「ヒーリング環境」を提供している。ヒーリング環境とは、病院の中に部屋の外の照明は薄暗くする、声と足音は静かにする場所と毎日午後1時から午後1時30分（30分間）の時間を設定する。看護師自身が内省し、一息つき、呼吸するための休止を提供するということであり、スタッフから中断しないことを述べている。

　　また、ワトソン博士は、⑥深化　カリタスプロセス6：創造的問題解決ケアリングプロセスとして、ケアリング意識を与薬安全性の促進につなげている。まずは、与薬看護師にセンターリングを行う。他のチームのスタッフは、その与薬看護師の邪魔はしない。邪魔はしないというのは、電話を取り次がない、話しかけないことである。そのための対策としては、看護師はスカーフを巻いたり、ベストを着たりして、その看護師が役割を遂行できるようにするルール作りが大切であるという。

　　わたしはこれらの説明を聞いて、すぐに実践につなげたいと思った。というのも、わたしは、大学の近くにある知的障害者施設の第3者委員を勤めている。第3者委員会として年に数回、安全委員会にも出席しているが、その会議で「誤投薬をどうしたら防げるか」を毎回というほど報告されている。投薬する者の集中はあたりまえだが、まわりのスタッフも徹底して、その役割遂行の妨げにならないようにする。投薬者にバンダナやベスト等で目印とするルール作りを参考にしたいと思う。

3．看護師がケアリングをするためには、まず自分を大切にする

　　わたしは、「自分自身を大切にする」は、最近読んだ2冊の本の内容と重なることが多い。1冊目は、堀江貴史著の『時間革命』である。堀江は、「人間にとって、なにより尊いのは「時間」である」[4]といい、「『Time is Money.』ではなく『Time is Life.』──時間は人生そのものだ」ともいう。この言葉を聞いて、初めは逆ではないかと違和感を覚えた。日本人は、一生懸命働いて対価を稼ぐこと、つまりは最終的に得られる幸福のために途中プロセスで味わう苦痛は仕方がないと思っている。しかし、堀江は、「幸福というのは努力や成長を積み上げた先にある『点』などではない。日々のあらゆる時間のなかに横たわっている『線』だ」[5]ともいう。これは、幸福はずっと先にあるものではなく、いつでも幸せであることが大切だというのである。そのためには、基本的

欲求を満たすことが日々の小さな幸福が得られ、その積み重ねが、人が幸せだと感じるのだという。

　2冊目は、堀内都喜子著の『フィンランド人はなぜ午後4時に仕事が終わるのか』という本である。わたしは、子育てが一段落したので、同じような立場の友達と二人で、去年の夏（2019年8月）にフィンランド旅行に行った。フィンランドを選んだ理由は、日本からヘルシンキに直行便で9時間半と、欧州のなかで近くて自然豊かで、治安も悪くない点である。

　1番興味を持ったのは、国連の関連団体が発表している「世界幸福度ランキング」が2018年、2019年と連続1位を占めていることであった。幸福度ランキングとは、国際幸福デーの3月20日に、国連が毎年発表している幸福度のランキングである。各国の国民に「どれくらい幸せと感じているか」を評価してもらった調査に加えて、GDP、平均余命、寛大さ、社会的支援、自由度、腐敗度といった要素を元に幸福度を計る。7回目となる2019年は世界の156カ国を対象に調査をしている。日本は2018年の54位から4つ順位を下げ58位であった。トップ10のうち半数を北欧諸国が占めている。北欧諸国が上位にあるのは、社会保障が手厚く、質の高い教育をしていること、さらにジェンダーギャップや経済的格差の少ない平等な社会が築けていることが挙げられる。しかし、日本においても教育や生活面、経済面、健康寿命でみても低いどころか高いほうである。では、何故フィンランドでは、幸福度ランキングが高いのか、差は何か。堀内は、フィンランドで暮らした経験からまとめている。フィンランドでは「勉強、就職、結婚、出産、転職と様々な人生のなか人生の場面で、何かを選ぶ必要がでてくるが、本人の事情や希望、ニーズに応える選択肢があり、年齢、性別、家庭の経済状況といったことは、たいした障壁ではない」[6]という。それに「選ぶものを1つに絞る必要もなく、好きでやる気があればAもBも選択していい」[7]ともいう。

　つまりは、二人に共通して居る点は、仕事つまりは他人のために使う時間を大半にしめる日本人と比べて、フィンランド人は定時17時くらいには仕事を終えて、その後の時間を自分もしくは家族のために使っている。夏のバカンスも1か月ほど取得し、気分転換をはかっている。つまりは、幸せでいるということは、仕事のパフォーマンスや病気からの回復力、寿命に関係している。そのため、自分が幸福、幸せであると思えること、「自分を大切」にしているということである。そして、基本的ニーズを満たすことは、自分を大切にするだけでなく、看護職にとって重要である。ケアを提供する看護職として、患者の食事、排泄、睡眠のニーズを満たすことが、幸福につながり、ひいては治療の効果につながるということである。

4．個人のケアリングを評価する

　ワトソン博士は、ケアリングしている人（看護師）とケアリングしていない人（看護師）の違いとして、ケアリングする人がもつ最も中傷的な特性として、「ケアリングする相手をこの世に一人しかいない存在として対応し、相手の感情を感知して、その人を一般の人から区別するという点である」[8]と述べている。ワトソン博士は、経験的なデータを分類してケアリングのプロセスを示し

ている。そして、「ワトソン・カリタス・患者スコア」として、看護師のケアを患者の経験から評価している。質問は、以下のようである。

・親愛を持って、私のケアをしている

・尊厳をもって私の基本的な人間のニーズを満たしている。

・私との関係を築き、信頼している

・私の治療に役立つケアリング環境を創造している

・私の個人的な信念と信仰を大切にし、希望を念頭に入れている。

　これらを入院中に受けた人と人のケアの全体的な一貫性を考慮して7段階で評価している。ワトソン博士は、ケアリングを「問題解決志向的行動というよりも道徳的理念を示す。（途中略）看護の実際の姿としての行為というよりは、存在することによる看護の"癒し"の可能性を示している」[9]と述べている。ヒューマンケアリングの瞬間は、その時間と空間に存在し、二度と繰り返すことはなく、その瞬間に起きたことは、看護師と患者双方に影響を及ぼすため、次の瞬間、何が起きるか、伝え合うことになる。実際に、ケアを受けた人がケアを提供する人の個人評価を行うことで、病院全体の評価にもつながっている。

　日本では、「看護」そのものを評価するというシステムはないように思われる。そもそもナイチンゲールがいう「看護とはなにか」、ワトソン博士のいう「ケアリングとはなにか」考えながら、看護を実践しているのだろうか。現在は、医療安全が重視され、病院内は空気清浄が整い、窓は施錠されている。ケアされる人が感染を起こさないために、手袋やエプロン、タオル等の使い捨てのものが普及し、アルコール綿やガーゼは個包装している。看護師として、ケアリングすることの意義を十分に理解して、今後は看護実践、看護教育に生かすことが重要である。そのことを実感した講演会であったと思う。

文献

1）城ヶ端初子：実践に生かす看護理論19　第2版　サイオ出版　2018　p324-344

2）前掲書1）p324

3）ジーン・ワトソン　稲岡文昭他訳：ワトソン看護論ヒューマンケアリングの科学第2版　医学書院 2014　p64

4）堀江貴文：時間革命　1秒もムダに生きるな　朝日新聞出版　2019　p1

5）前掲書　p104

6）堀内都喜子：フィンランド人はなぜ午後4時に仕事が終わるのか　ポプラ社　2020　p25

7）前掲書6）p25

8）前掲書3）p60

9）前掲書1）p324

8）ケアリングとこれからの看護

古川　翔也

1．看護理論との出会い

　私がワトソンの看護理論に出会ったのは、看護学生の1年生の時である。その頃の私は、身近な人に看護師をしている人がいなかったため、一般的なイメージとさほど変わらない看護師像を持っていたのではないかと思う。そんな看護のことを知らなかった私が看護とはなにか、どんなものであるのかを初めて知ったのは「基礎看護学概論」の講義であった。その中でナイチンゲールの「看護覚え書」に始まり、ヘンダーソン、ペプロウ、トラベルビー、ロイなどの様々な看護理論に触れ、看護とは何かを学んだことが今でも鮮明に思い出せる。そのときにワトソン博士の看護理論についても学んだが正直に言うと私は「看護師と患者の人間関係の相互作用を指向するヒューマンケアリングである。そのケアリングはヒューマニスティックで利他主義的な価値体系を通して援助――信頼関係を形成し、患者と家族のニードを充足し、健康と成長を促すものであり、ケア要因として示されている」（城ヶ端　2015）という内容の半分も理解できていなかった。特にヒューマンケアリングとは何かについては漠然としていて患者と看護師が一つになる感覚というものが分からなかった。

　しかし、看護師として働き始めると私は、ワトソン博士が「ケアは行為をさし、ケアリングはその基盤となる態度や心をさす」と述べていることに対してとても共感した。なぜならケアリングの部分こそ看護の本質であるような気がするからだ。現在では医療だけでなく、美容や清掃など様々な分野でケアリングという言葉が使われているが、丁寧に仕事をする、普段の仕事よりも質の高い仕事をするといった意味でとらえられがちである。もともとケアは心配、気遣い、関心を持つ、世話をするといった意味があり、看護や介護で使用されるような言葉であることがわかる。似たような言葉としてキュアがあるがこれは懸命な努力、指導といった意味があり、現在は医師による治療と同じような意味で使用されることが多い。看護はケアの部分が療養上の世話に含まれると考えられるので、ケアリングの重要性を感じやすい立ち位置にあると私は考えている。

2．ワトソン博士から感じたこと

　今回の講演でまず感じたのは、ワトソン博士が事故で左目を失明されているにもかかわらず、それを感じさせない立ち居振る舞いをされていたことである。それは失明されていることを知らない人が気付くのは難しいと感じるほどであった。そしてそれ以上にワトソン博士が持っている雰囲気がやわらかく、温かいと感じた人も多かったのではないだろうか。講演中のチャーミングなジョークも博士の人柄を表しているような気がしたのである。

3．講演から学んだこと

　講演を聞く中でケアリングは身、心、霊を全人的にとらえるもので、西洋医学の心と身体を区別して治療する考え方とは全く違うものである。実際にWHOの健康の定義でも「健康とは、病気でないとか、弱っていないということではなく、肉体的にも、精神的にも、そして社会的にも、すべてが満たされた状態にあることをいう」と言われているように身体だけではなく精神、社会背景まで含めたひとりの人をとらえるような見方が求められている。西洋医学とケアリングの違いも本質的にはその問題に当てはまると考えられる。西洋医学は行為であるため身体に対しての介入であるがそこにケアリングが加わると対象の精神的な部分も含めたケアになるため看護の理想の形のケアとなる。

　しかしケアリングを行うためには、いくつかの条件があることが予想される。それは患者と看護師の信頼関係が築けていること、看護師がケアリングを行おうとする意思があること、患者によくなりたいという意思があることだ。両者の意思は同意にも関わるためもちろん必要であるが、難しいのは信頼関係が築けていることである。信頼関係を築くこととコミュニケーションが関係することは既知の事実であるが、実際に臨床で信頼関係を築こうとすると難しいと感じることがよくある。それは平均して在院日数が短くなってきていることや看護師のほかの業務が多く、手が回らないという現状があるからだ。それに加えて最近の新卒者の傾向としてコミュニケーションが苦手と感じる人が多かったり、実際にコミュニケーションスキルが低いといった看護師側の問題もあるように見受けられる。このような様々な問題があるが、ふとした瞬間でもケアリングを感じることがあり、そのようなケアをできるようになっていくことが講義を受ける中で必要だと感じるようになった。またケアリングができると自分自身のやりがいにつながるため、看護師を続けていくためにもケアリングを感じる機会を増やしていくことや教育でもケアリングの事例を挙げるなどして、興味関心をもってもらうことが課題として挙げられる。

　私がそのように感じるようになった事例を挙げようと思う。

患者紹介

　K氏：80代男性

　主病名：血栓性脳梗塞

　家族構成：息子さんと二人暮らし

　身体状況：脳梗塞後の麻痺による寝たきり状態であり認知症もあったため、意思疎通が困難、経口摂取を行うが嚥下機能の低下があり、誤嚥性肺炎を繰り返していた、排泄は終日オムツ内失禁

　入院時から嚥下機能の低下で経口摂取では困難であり、誤嚥性肺炎を繰り返していたため1日2回経鼻チューブから注入食を注入していた。排泄も終日おむつ内に排泄しており、日常生活全てにおいて介助が必要であった。リハビリが進むにつれて車椅子への移乗は軽介助で可能なレベルとな

り、トイレ動作のリハビリ目的でトイレ誘導を行っていたが、尿意や便意が曖昧でオムツ内に失禁していることがほとんどであった。食事は経鼻チューブで注入を行っていたが、嚥下機能の低下によって今後、経口摂取は難しいと主治医から説明があり、認知機能の低下による経鼻チューブの自己抜去もあるため胃瘻を造設した。また痰の喀出も自力では難しいため、毎食前に口腔ケアや吸引を行い気道浄化に努めた。

　毎日、来院されていたKさんの息子さんの思いは、自宅に退院して介護をしながら一緒に暮らしたいと希望があったため、希望を把握した時点から退院指導を行うことにした。まず、チームカンファレンスを開き、退院指導に必要なことを話し合い、胃瘻の管理と注入方法、オムツ交換、陰部洗浄、吸引を自宅でもできるようにパンフレットを作成し、チーム内で共有出来るように指導の予定表と看護計画を立案した。退院後のKさんの介護を行うのは息子さんだけであり、毎日同じ時間に来院されていたためその時間に合わせて指導を行っていく予定であったが、始めた数日間はチーム内に共有できておらず指導が行えていない日もあった。そのため、チームの申し送りノートの横にパンフレットや指導予定表を入れたバインダーを作成し、毎朝確認してもらうことで指導内容を共有することが出来た。毎日の指導の中で息子さんに実際に行ってもらいながら実施しやすい方法を選択してもらい、それに合わせてパンフレットの追加修正を行った。実施しやすい方法を行っていたが、2つ同時に指導すると息子さんが混乱してしまい、習得に時間がかかるため1つずつ確実に出来るようになってから次の技術の指導を行った。それによって退院までに全ての技術が自立できるところまで指導することが出来た。また家屋調査にも同行し、実際にベッド周囲の環境を確認した上で担当ケアマネージャーも含めて相談し、必要な物品や吸引器の手配を行った。吸引は吸引器が届くまでは病棟の物品で手技に慣れてもらい、届いてからは実際に使用する物品で吸引を行った。退院するまでには指導した全ての手技は一人でできるレベルまで到達することができ、退院前にパンフレットをまとめて再度渡して自宅退院となった。自宅退院後は訪問看護師より退院時に渡した書類を紛失してしまったりと慣れないながらも介護を行っているとのことである。

　この事例を通して、私は患者の状態を見れば退院支援で医療的なサポートがある施設か療養型の病院がいいのではないか、という方向性が一般的であるが、患者の家族の希望をくみ取って、自宅退院までもっていく一連のかかわりはケアリングではないかと改めて感じるようになった。それは普段行っている注入やおむつ交換、吸引といった手技を病院で行う前提の方法から、自宅で実際に使用する物やベッド周囲の環境を退院後の環境に合わせていくことで、その人に合わせた方法を開発することで、ただの行為であるケアから精神的、社会的背景を含めたケアリングへと昇華させられたことによって、やりがいや達成感を感じることができたからである。また患者の家族とコミュニケーションをとって共感することで、自分が成長できたと感じることのできる事例であることも大きいと考えられる。実際のケアの方法についてもいろいろな方法を試し、コストが低く、家族がやりやすい方法を探し、チーム内で共有できたこともチームでのケアリング能力の向上になったのではないかと感じた。

４．これからの看護におけるケアリング

　私は患者に対してはもちろん、自分が教育している新人にもケアリングの重要性を感じてもらえるように、教育していくことも重要であると考えている。実際に新人や実習に来た学生にはカルテで患者情報を収集するのは良いが、会う前から先入観を持ちすぎないように指導している。それはカルテの患者情報だけで決めつけてしまうと、そこからのケアに独創性や創造力が働かずにただケアを行うだけになってしまいがちになるからで、患者情報も自分のコミュニケーションで引き出す努力をしてほしいと考えているからだ。コミュニケーションを行う努力を怠れば、ケアリングは決してできないことを実感してもらうためにも必要であると私は考えている。

　最近では介護や医療にロボットを導入していくことが検討され、開発されているが、便利になることの弊害としてケアの質が下がるのではないかと思っている。それはケアの負担や医療技術の向上を図るために、人間の補助をするためにロボットを使用するならそれほど起こらないが、完全にロボットに任せてしまうと起こりうると思っている。なぜならケアをするだけなら効率のいい行為を行うロボットのほうが有利であるが、そこにコミュニケーションや配慮といった感情や精神的、社会的な視点ではロボットは見ることができないからである。人工知能も進んできているが、話にも抑揚がなく感情が伝わりにくいので印象も冷たく感じるのが現状である。そして感情や精神的な部分は人工知能がこれからも到達できない人間特有の領域として存在するのではないかと考えられる。さらに看護は対象も人であるため、対象を理解できない時点ですべてをロボットに任せることは、実質不可能となることも予測される。このようにケアリングを行うという視点で見れば、ロボットの導入はあまり良いとは言えないと考えられる。

５．看護職に必要とされるケアリングとは

　私はケアリングを今後、実践できる人を増やしていくためには、対象としての人を理解する能力の向上が求められると感じている。ケアを行う自分自身やケアの受け手である患者を理解するための継続的な努力は、看護職である限り必要である。また自分自身を継続的に見つめ続けることを通しても、ケアの受け手である人間を理解できる機会になる。ケアリングを普段から行うためには、人間を理解すること、患者をひとりの人として理解する姿勢や行動を継続的に行っていくことが重要で、そのためには周りの環境も重要であると考えた。そのため私は、哲学的であっても人間とはなにかや、自分とは何かを考える機会を看護学生のころから持つことが重要だと考える。そのためには看護学生が看護理論を深く読み込んだり、教員や先輩から看護を語ってもらうこと、自分が行ってきた看護を語ることが基礎教育で行うことができれば良いと思うようになった。

　また、看護を語ることで、今まで興味のなかった人に看護の魅力ややりがいを知ってもらうのも、今後の看護をとりまく状況を良くすることにもつながっていくと考える。そのような活動ができるようにケアリングの考え方を通して普段から対象を理解することを念頭に関わっていこうと考えた。

文献

1）城ヶ端初子：新訂版　実践に生かす看護理論19　サイオ出版　2015

9）私にとっての看護理論とワトソン看護論

片山　初美

看護理論とは

　看護理論とは、「看護に対する見方や考え方を体系的に理論づけたもので、看護現象の説明、記述、予測をもつものである。理論は実践の場に応用され、その人に合った看護が展開される上で有用となる。また、臨床、教育、研究分野においても活用され、成果を得る上で重要である。」[1]と述べられているように、私たちが看護を行う上で看護理論はなくてはならないものである。理論がなければ看護の目指す方向を見失ってしまう、理論はいわば看護の道しるべのようなものであり、看護の質を高めるために必要不可欠なものであると考えている。

1．苦手だった看護理論

　遠い看護学生時代に出会った「看護理論」は、難解であるという認識しかなかった。看護学校の実習では、理論のことを理解しないまま、情報収集のためだけに使用し、看護援助とは結び付いていなかった。しかし当時は、そんなことを考える余裕もなく、無事に実習を終えることだけを考えていた。

　その後、臨床で看護師として働き、現在は糖尿病看護認定看護師として、多くの糖尿病患者や家族と関わっている。

　私にとって看護とは、「患者自身が自分の健康や生活について目標を決め、それに向かって近づこうとするのを身体的・精神的・社会的というあらゆる側面から支援することである」と考えている。そのため、患者自身の「どうなりたいか、どう生きたいか」という思いを大切に関わっている。

　臨床で働く看護師は自分なりの看護観を持っており、私自身も看護とは何かという問いには答えられても、理論に関しては、看護学生時代の苦手意識のまま克服出来ていなかった。さらに残念なことに臨床では、看護理論について学ぶ機会がなかった。理論に関し自ら学ぶ機会は多々あったのであろうが、正確には、理論を避けてきたと言った方が正しい。

2．大学院で再び看護理論に出会う

　今回、20年程度の臨床経験を経て、大学院で改めて看護理論を学ぶ機会を得た。大学院の授業での「看護理論」も、最初は「何も分からないからどうしよう」という不安のみで、講師の城ヶ端教授の顔を見ることも出来ず、緊張のあまり授業中に発言することも出来なかった。

私が実践している看護が、果たしてそれでよかったのかどうかを評価するためには看護理論が必要であることに気づかされたのが大学院の授業であった。自己の看護を振り返るために、中範囲理論を当てはめ活用はしていたが、理論の必要性を強く認識していなかったため、現状からの発展はないままであった。理論の活用方法さえ理解しないままで、恥ずかしい思いを抱いた。

　「看護理論」の授業が進んでいく中で、学生自身がプレゼンテーションを行う機会を得た。それは、自分が興味のある理論家の理論について調べて発表するというものであった。私は、Hildegard Elizabeth Peplauの人間関係の看護論について、Peplauの育った時代背景、経歴、看護理論のメタパラダイム、看護理論とその活用方法について自分の学びを発表した。看護学生時代、あれほど苦手だった理論が、自分で調べ発表することで、理論を身近に感じることができた。さらに、Peplauの生き方や考え方にまでも共感を持てるようになった。学生が、理論に対し関心が持てるような授業の工夫をして頂いたことで、苦手意識が克服できたことに本当に感謝している。

　学生のプレゼンテーションのなかで、Jean Watsonについても学ぶ機会があった。それが私にとって、初めてのヒューマンケアリングとの出会いであった。そのプレゼンテーションの中で、トランスパーソナル、10のケア因子とカリタスプロセスという初めて聞く言葉が出てきて、また理論に対しての苦手意識が頭をよぎったが、プレゼンテーションを行った院生から、事例を通して分かり易く説明してもらったお陰で、少し理解を深めることができた。

3．Jean Watson博士との出会い

　その様なタイムリーななかで、Jean Watson博士が来日され、セミナーを受講する機会を得た。最初は、英語での講演なんて敷居が高いと恐れていたが、「こんな機会はめったにない」と背中を押される形で参加を決めた。

　初めてお目にかかるJean Watson博士は、1940年生まれの79歳であるが、写真で拝見した通りとてもお洒落で、ピンヒールで歩く姿は、年齢を全く感じさせなかった。ピンヒールを殆ど履いたことがない私にとって、Jean Watson博士は眩しい存在であった。

　午後一番に奏でられた、シンギングボウルの音色は、心に響き渡り体を突き抜けていくような感動があった。先日、あるテレビ番組でシンギングボウルが楽器として紹介されていたが、元々はチベット密教で高僧が儀式に用いる法具で、音を奏でる技術はテクニックがいるそうである。Jean Watson博士のテクニックなのか、シンギングボウルから奏でられる音色は会場を心地よい空気に包んだ。

　さて、ここからがJean Watson博士の講演を拝聴しての感想であるが、第一は「もっと英語を学んでおけばよかった」である。セミナーの資料は、英語と日本語の両方で書かれており、講演にも通訳はあったが、やはり違和感を覚えた。映画の字幕を見ている様な、どこか伝わるようで伝わらないもどかしい思いであった。

4．ヒューマンケアリング

　Jean Watson博士の看護理論は、「看護師と患者の人間関係の相互作用を指向するヒューマンケアリングである。そのケアリングは、ヒューマニスティックで利他主義的な価値体系をとおして援助——信頼関係を形成し、患者と家族のニードを充足し、健康と成長を促すものであり、ケア要因として示されている。」[2] 臨床において多様にみえる患者背景は、すべて関連があり、これこそが看護の核となるものである。

　Jean Watson博士の講演の中から、カリタスプロセス、看護の核となる10のケア因子について振り返って、私なりにまとめてみた。

①人間性——利他的——自己と他者への親愛、平静さの実践

　　価値観はケアリングにとって重要で基本的なものである。

　　人間の普遍的な価値観は、自分自身と他者への親愛や冷静さに基づいている。

　　利他的な価値観は、他者を受け入れ、尊重し、他者の立場に立って利益を与えることができる。

②信頼と希望を可能にする、真正に存在している

　　患者が信頼や希望を持つために看護師は、患者にとって何に意味があり重要であるかを見出せるようにしなければならない。

③自己——他者への感受性、スピリチュアルな発展の継続

　　看護師も患者も自己の感情を認識することによって自己受容に繋がり、自己成長や自己実現を可能にする。

④援助——真正な信頼に基づくケアリング関係の発展

　　看護師と患者は信頼に基づく関係でなければならない。

⑤肯定的——否定的感情の表出の受容：相手の話の傾聴

　　患者の肯定的な感情も否定的な感情も共感できるようにしなければならない。

⑥創造的問題解決　ケアリングプロセス

　　科学的な解決法は、行動をコントロールすることや予測することを可能にし、自己の軌道修正を助ける方法となる。

⑦関係性の教育——学習　内部主観的意味

　　看護師は患者に対し、自己管理でき、自己成長する機会を与えられる様に関わる。

　　知識を与えるだけでなく、患者が自ら知識を得ることが必要。

⑧カリタス・フィールドとなるヒーリング環境の創造

　　環境としての看護師を意識することで、環境を変えることができ、看護師はケアリングの場になる。

⑨基本的ニーズの援助——神聖な行動

　１．生存のためのニード（食物及び水分、排泄、換気）

　　　　２．身体的ニード（活動・不活動、セクシュアリティ）

　　　　３．社会的ニード（達成、対人親和）

　　　　４．内的、対人的ニード（自己実現）

⑩実存的・スピリチュアルな未知のものへの開放

　　看護師は、現象学的な分析方法を用いることで、患者の人生の意味を理解したり、人生の困難
な出来事に意味を見出すように支援できる存在となる。

５．ケアリングとは

　　ケアとは具体的な看護行為であるが、ケアリングとは看護師と患者の相互的な関わりであり、患
者の尊厳を守り大切にしようとする看護師の倫理観、価値観、理想や理念、患者に対する思いやり
優しさなどが看護行為に示され、患者に伝わり、それが患者にとって、安心、癒し、成長発達、危
険の回避、健康状態の改善などもたらすという意味合いを含んでいる。また、ケアリングは、看護
師と患者の双方の人間的成長をもたらすことが強調されている。

６．私の課題

　　初めに述べたが、看護理論は看護実践の基礎となり、看護実践から新たな見解や知識へと繋がり、
看護の方向性を示し看護の質を高めるために、活用されるものである。つまりどんなに有名な理論
であっても活用されなければ絵にかいた餅であり、看護の質の向上もあり得ない。私が興味を持っ
たHildegard Elizabeth Peplauも Jean Watsonの理論も知っているだけでは役に立たない。

　　では、臨床で理論は活用されているのであろうか。臨床において看護倫理が活用されているとは
言い難いのではないだろうか。私が日頃活用している中範囲理論も、何となくしっくりこない違和
感を抱くことがある。それは、殆どの理論は海外からのものであり、海外の患者を対象として確立
された理論であり、そもそも日本とは文化的背景が異なるため活用し難いのではないだろうか。

　　「我々は、米国で開発された理論書の翻訳で学習し、それを臨床や教育に活用してきた歴史がある。
しかし、米国で誕生した理論は、その国の人々を通して検証したものであり、文化や価値観が異な
れば必ずしも患者に適合した理論とはなりにくい側面がある。看護理論の主要概念が理解できなけ
れば理論そのものがわからないと遠ざけられてしまう傾向もあるように思う。従って、これからは
日本文化、価値観、生活様式などを含めて日本文化に根ざした看護理論の構築が望まれるところで
ある。」[3] と述べられているように、臨床で働く看護師だからこそ、臨床で感じた疑問を研究へと
繋げ、さらに新しい理論構築へと繋げていける日が来るよう努力をしていきたい。

文献

　１）城ヶ端初子　樋口京子：看護理論の変遷と現状および展望　大阪市立大学看護学雑誌　3　2007　pp1-11

2）城ヶ端初子編著：実践に生かす看護理論19　サイオ出版　2013　p328

3）城ヶ端初子　大川眞紀子　井上美代江：看護理論の発展経過と現状および展望　聖泉看護学研究5　2016　pp1-12

10）Jean Watson's caring theoryに基づいた大腸がんサバイバーへの運動支援の省察

中川　ひろみ

1．はじめに

　2016年時点における「米国のがんサバイバーは1550万人以上」[1]であり、「本邦では500万人を超える」[2]と推測されている。また、生存率の向上とともに超高齢化と相まって65歳以上のがんサバイバーの割合が増加している。このような背景から、がんサバイバーのquality of life（QoL）の維持・向上に向けたケアリングの実践と教育、研究は喫緊の課題である。

　これまでのケアリングに関する先行研究については、1999年〜2019年までのCINAHL、MEDLINE（Pub Med）、Pro Questを用いて、All Childを除く"Nursing and Cancer and Jean Watson and Caring"をキーワードとして原著論文を検索した結果、2件が抽出された（表1）。また、医学中央雑誌 Web 版、Medical Onlineを用いて「ケアリング」and「がん」をキーワードとして、症例報告を除外した原著論文は7件であった。さらに、「ケアリング」and「がん」and「ワトソン」をキーワードとして検索した原著論文は皆無であった。このことから、がんサバイバーに対する「Jean Watson's caring theory」[3]の有効性について、さらなる研究成果が期待される。これまでに、筆者らは「大腸がんサバイバーの運動支援」[4]に携わっており、ケアリング科学における運動介入について探求している。ここでは、Jean Watson's caring theoryに基づいた大腸がんサバイバーへの運動支援について省察する。

表1　Jean Watson's caring theoryとがん看護に関する主な文献

	対象	方法	結果
片岡ら、1999	看護師8名	参加観察法，面接法	ケアリングは「ケア提供者への信頼が深められるケアリング、サポートされていることに気づくことができるケアリング、希望が支えられるケアリング、自己の限界を受容しながら苦難に立ち向かえるケアリング、自己の安定が保たれる」に分類された[5]
森下ら、2015	看護師12名	質的帰納的研究	ホリスティック・アプローチを基盤とするケアとして、「8のカテゴリーが抽出され、ケアリング関係を基に成り立っていた」[6]
Rosa et al. 2017		総説	ケアリング科学の理論枠組みを用いて死にゆく仮定を意識して実践し統合することは「視野を広げ、よりホリスティックに実践、知識、自己の存在を受け入れることを支援する」[7]
Aktürk et al. 2018	158名の化学療法中のがん患者	事前事後テスト	化学療法を受けている患者にワトソンのモデルに基づいてケアを提供した結果、「対照群よりもSymptom Inventory scoreは有意に低く（p<.001）、症状レベルを改善した」[8]

2．大腸がんサバイバーに対する運動支援の動向

　American College of Sports Medicine Roundtable による「がんサバイバーの運動ガイドライン」[9] において、十分な運動トレーニングを安全に行うことは身体的機能を回復し、QoLを向上させ、がん関連倦怠感を軽減できると結論付けている。また、運動プログラムに関するアンブレラレビューにおいて、「1回20～30分の有酸素運動を週に3～5回、16週間」[10] などの有効性が報告されているが、看護師による具体的ながんサバイバーへの運動支援についての先行研究はこれまでに極めて少ない。

3．肥満を有する大腸がんサバイバーへの運動支援の実際

　大腸がんは肥満に関連するがんであり、肥満は術後合併症のひとつである手術部位感染のリスク因子である。大腸がんの予防には身体活動が有効であることが報告されている。このことから、筆者らは多職種連携チームを結成し、肥満を有する大腸がんサバイバー（以下、サバイバー）に対して手術準備外来において介入可能であり、安全かつ効果的な減量プログラムを開発し、食事管理とともに運動介入してきた。このようなサバイバーへの生活習慣支援過程において、看護師を対象としたインタビューから内容分析した。その結果、サバイバーの生活歴から健康に対する価値観を重視し、個々に適した運動支援を実践してきたことが明らかとなった。また、看護師は術前の不安やがんを受け止められないサバイバーの気持ちに共感し、減量への意思決定を支援していた。さらに、看護師はサバイバーと家族が治療や運動に主体的に治療に向かえるようにサバイバーの人生の価値観を尊重し、減量成功への喜びや達成感を共有しながら看護介入していた。このように、運動支援を通してサバイバーおよび家族との信頼関係を構築し、運動介入前よりも運動介入後に有意な体重減少が認められ減量効果が得られていた。また、体重減少率が大きい -8.8%～-10.8%のサバイバー

には術後合併症は発生しなかった。以上のことから、術前から術後の移行期間において安全に運動支援が可能であった。

4．肥満を有する大腸がんサバイバーへの運動支援の省察

　サバイバーに対する運動支援は、看護師とサバイバーへの相互的な教育―学習関係を促進させていたと考えられる。また、看護師は運動のスキルにとどまらず、サバイバーおよび家族の心理的、身体的、社会的、そして精神的に援助し、安全に手術に臨むことができるように祈り、医師や理学療法士、管理栄養士からなる多職種間を調整する能力を有していた。これらは、ワトソンの10のケア因子やカリタスプロセスに基づくケアリングであると考えられる。カリタスプロセスには人間らしい利他的行為、心に中心を置いた愛情に満ちた親切や冷静さの実践、自分自身と他者に対する感受性、生命と他者に対する愛と信頼などがあり、サバイバーへの運動支援はカリタスプラクティスになり得ると考えられる。

　一般的に、サバイバーは術前準備外来受診期間に運動や食事について、看護師に相談する機会はほとんどなく、手術を受けることになる。術前準備外来における運動支援は、サバイバーおよび家族の気持ちに寄り添い、術前の不安を軽減し、癒しのニードを満たすケア環境の場となっていたと考える。先行研究から、がんサバイバーにおける運動は身体機能低下やがん関連倦怠感の改善のみならず抑うつの改善がみられることが明らかとなっており、ケアリング科学における運動支援の意義と実践の有効性を見出していきたいと考える。

5．まとめ

　大腸がんサバイバーの運動支援において、看護師はサバイバーとの信頼関係を築き、術前から術後回復期間までサバイバーのがんの受容および運動を含む治療への適応に重要な役割を果たしていた。大腸がんサバイバーを対象とした運動プログラムには、カリタスプロセスが不可欠であり、運動介入はがんサバイバーシップを支援するものである。

文献

1 ）Campbell KL, Winters-Stone KM, Wiskemann J,et al. Exercise Guidelines for Cancer Survivors: Consensus Statement from International Multidisciplinary Roundtable. Med Sci Sports Exerc. 2019. 51（11）: p2375-p2390. doi:10.1249/MSS.0000000000002116.

2 ）国立がん研究センターがん情報サービスがん登録・統計2018. https://ganjoho.jp/reg_stat/statistics/stat/summary.html.（アクセス日：2019年 1 月25日）

3 ）Watson J. Caring Theory as an Ethical Guide to Administrative and Clinical Practices. Nursing Administration Quarterly, 2006. 30（1）: p48-p55.

4）中川ひろみ、田中喜代次、笹井浩行、西澤祐吏、伊藤雅昭：肥満を有する大腸がん患者の周術期における減量の必要性. 体力科学. 2018. 67（2）：p147-p155DOI：10.7600/jspfsm.67.147

5）片岡純、佐藤禮子：終末期がん患者のケアリングに関する研究. 日がん看会. 1999. 13（1）：p14-p24.

6）森下利子：治療期にあるがん患者へのホリスティック・アプローチを基盤とするケア. 高知女子大学看護学会誌. 2015. 41（1）：p43-p51.

7）Rosa W, Estes T, Watson J. Caring Science Conscious Dying: An Emerging Metaparadigm. Nurs Sci Q. 2017.30（1）：p58- p64. doi: 10.1177/0894318416680538.

8）Aktürk Ü, Erci B. The Effect of Watson's Human Caring Model on Meaning of Life and Symptom Management in Cancer Patients Undergoing Chemotherapy. Res Theory Nurs Pract. 2018. 32（3）：p255- p275. doi: 10.1891/1541-6577.32.3.255.

9）Schmitz KH, Campbell AM, Stuiver MM, Pinto BM, Schwartz AL, Morris GS, et al. Exercise is medicine in oncology: Engaging clinicians to help patients move through cancer. CA Cancer J Clin. 2019. p468-p484. doi: 10.3322/caac.21579.

10）Courneya KS, Friedenreich CM, Quinney HA, Fields AL, Jones LW, Fairey AS. A randomized trial of exercise and quality of life in colorectal cancer survivors. European Journal of Cancer Care. 2003.12, p347-p357.

11）トランスパーソナルケアリングに必要なこと
──人から大切にされる経験を持つこと──

高島　留美

ワトソン看護理論には、「トランスパーソナルケアリングという関係」が根幹にある。それは、「全体としての人間および世界内存在に価値を置き、他者と "つながり／一体となる" という」[1] ことである。私は、人間として、他者とつながり一つになるという感覚を理解することは容易ではないと感じていた。しかし、今回の講演の中で、ワトソンの "心を閉ざすとヒューマニティ（人間性）の進歩まで閉ざしてしまう" や "人として患者とつながる" という言葉を聞き、看護師として数年経過した私の、ある体験が脳裡に浮かんだ。ここでは、ワトソン看護理論を理解するために、その関わりの過程を振り返り、トランスパーソナルケアリングの要素とされるカリタスプロセス[2] をもって検証する。そして私の経験から、トランスパーソナルケアリングを行うことや、看護師を育てることに、何が必要かを考える。

1．対象者の紹介

患者は50歳代のすい臓がんで入院されていた。Ａさんは、その患者の妻であった。患者の職業は中小企業の経営者であり、入院後はＡさんが会社を切り盛りしていた。Ａさんは、気性が荒く、面会に来ている従業員を怒鳴りつけることや、夫を厳しくたしなめることがよくみられた。Ａさんは、

看護師に対しても攻撃的であった。そのため、看護師たちはＡさんに必要以上の声かけはしなくなっ
てしまった。

　患者がターミナル期に入ると、Ａさんは24時間付き添うようになった。

2．関わりのはじまり

　ある日の夜中、若手看護師だった私が、先輩看護師と病室をラウンドしたときのことである。Ａ
さんは、薄暗い病室で、夫の鼻に装着されている酸素カニューラの向きを直していた。突然、「もう、
くそ！」というＡさんのつぶやきに、私は、"Ａさんいらついているな。何か言ったらまた嫌な返
事されるかも"と思い様子をうかがっていた。しかし、先輩看護師はすぐさま、Ａさんに「チュー
ブが硬くなって固定しにくくなっていますね、交換しましょう」と声をかけ、新しいカニューラを
装着しはじめた。するとＡさんは、「そうなの…」と少しほっとした表情を見せた。しっかりとカ
ニューラが固定されると、「あぁ、これでいいわ」と少し笑みを浮かべた。私は"怒らないことも
あるんだ"と、Ａさんのその言動や表情に驚いていた。そのとき、患者が小さな呻き声とともに、
少し身体をよじらせた。Ａさんは、「はいはい、ごめんごめん、大丈夫」と夫にやさしく声をかけ
ながら背中をさすりはじめた。私はＡさんの穏やかな様子に、ふたたび驚くと同時に、夫に対する
気持ちにようやく気付き、そして想像した。Ａさんにとって夫はとても大切な存在である。苦しい
姿をみるつらさ、病気に対する腹立たしさ、どうにかしてあげたい気持ち、身近な人の死が近いと
いう恐怖や不安、そして、替わりに会社や従業員を支えるというプレッシャーなどを抱きながら、
Ａさんは懸命に付き添いをされている。私はこのとき20歳台だったが、もしも私がＡさんの立場
なら、どんなに心細いだろうと思った。そして私は、自分の"心細いとき"のことを頭に浮かべた。
このようなとき、私は家族や先輩に側にいて、気持ちを分かってもらえるよう話しを聞いてもらっ
ている。そのことを思い出し気づくと、ベッドの側に座り、Ａさんと一緒に患者の腰をさすりはじ
めていた。Ａさんは、私の行動に何も言わず夫の背中をさすっていたが、急に涙があふれた様子で、
傍らの自分の布団に潜り込んだ。私は、しばらくこの夫婦の側にいたい、何か力になりたいと感じ
た。先輩看護師に断わり、Ａさんに、「しばらく側にいますから、少しでも休んでください」と声
をかけ、患者とＡさんの寝息が聞こえるまで、患者の腰をさすり続けた。翌朝、Ａさんから「あり
がとう、昨日はぐっすりと寝てすっきりしたわ」と声をかけられた。

3．時間と経験の共有

　その夜の出来事から、Ａさんの様子が気がかりとなり、私は病室へ足を運ぶことが多くなった。
あるとき、私は枕元に飾られた人形を差し「かわいいですね」と言うと、Ａさんは、「これ、バリ
島に行ったとき買った御守り」と答えた。つづけて「会社立ち上げてからは全然やけど、うちの人
は旅行が好きで、いろんなとこに連れて行ってくれたんよ」と旅行の思い出を話しだした。私は話

を聞き、その楽しそうな表情を嬉しく思った。その後Aさんは、訪室のたびに夫婦で旅行に行ったときの話をされるようになった。次第に私は、Aさんの話を聞くだけでなく、自身の旅行でのエピソードを織り交ぜながら会話を楽しむようになっていた。

４．Aさんの気持ちの表出と希望への関わり

あるとき、私が今は亡き父親と行った旅行の話しをしていると、Aさんは、「お父さん孝行やね。うちは主人にいろんなことしてもらったのに……体調悪そうやのに働かせて……なんにもしてやれんかった。いろんな人にだまされて、借金こさえても、何度も何度もがんばってきた。でも今回ばかりは無理なんやろね。何にもできんでごめん、ごめんね……」と静かに涙を流した。私は、夫のやさしさやこれまでの苦労、後悔、Aさんの気持ちを思うと、こころが締め付けられた。そして、「ずっとお仕事でゆっくり２人で過ごすこともできなかったんですよね。これだけずっと側にいてくださるだけで、きっと嬉しいと思いますよ」というと、「そうか、考えると贅沢な時間やね。喜んでるかな」と言い、「あんた幸せか？」と今はもう返事のできない夫にAさんは微笑み語りかけた。

その後、病室でAさんは夫に写真を見せながら、笑顔で話している姿が多く見られるようになった。最期のときをむかえたとき、Aさんは、医師や看護師、従業員に、とても穏やかな表情で感謝のことばを告げられた。

５．カリタスプロセスの探求

トランスパーソナルケアの瞬間を創造するためには、カリタスプロセスを実行していくことで可能となる[2]。事例でのAさんに対する私のケアは、トランスパーソナルなケアリングであったか、カリタスプロセスを元に検証する。

１）カリタスプロセス１：人間性──利他的価値──自己と他者への信愛、平静さの実践

ワトソンは、「もし、心を閉ざしてしまうと、思いやりやケアリングは、自己や他者に対しても無くなってしまい、無関心に陥ります」とし、「心を開いて愛すること、親切にすること、そして心が静寂である時には、科学的にもバイオリズムがハーモニーを保っています」[3]と述べている。私は、「また嫌なことを言われるかもしれない」と勝手に憶測し、自分を主体に考え、Aさんに心を閉ざしていた。しかし、先輩看護師への頼るような表情や、夫を介抱するAさんをみたとき、Aさんの不安や夫への真の感情を感じ取った。そして、"力になりたい"とAさんを主体とした考え方に変わり、自然に声をかけ手を差し伸べていた。つまり、それまでの経験からの思い込みや偏見を捨て心を開いて接することで、人間性を尊び、他者の利益を願うことができたのである。

２）カリタスプロセス２：信頼と希望を可能にする、真正に存在している

私はAさんの力になりたいと考えるようになった。それは、Aさんの側にいること、患者に寄り添い身体をさすること、そして訪室する回数が増えたことなどの行動にあらわれていた。これらの

誠意が伝わったことで、Ａさんの信頼が高まり、それを軸とし、Ａさんの気持ちの表出に繋がることとなった。Ａさんの気持ちは、夫に対し自分が何もできないと口惜しさであった。私の願いは、患者さんとＡさんが残された時間をできるだけ穏やかに過ごしてほしいと思っていた。その想いを伝えたことにより、「そうか、考えると贅沢な時間やね。喜んでるかな。あんた幸せか？」と、Ａさんが何か特別なことではなく、今の時間を大切にすることが必要だという気持ちへ変化したように思われる。これが、Ａさんと私、両者の望みが重なった瞬間であろう。

３）カリタスプロセス３：自己──他者への感受性、スピリチュアルな発展の継続

夜のラウンド場面では、Ａさんが泣く姿に、その理由を問いただすのではなく、気持ちを察し、患者の看護とともにＡさんと同じ空間で時間をともに過ごした。このことで、Ａさんは、看護師（私）に対する認識が変化し、「ありがとう、眠れた」という言葉としてあらわれた。それを聞いた私もＡさんが受容してくれたと察知し、より積極的に訪室するようになったと思われる。

４）カリタスプロセス４：真正な信頼に基づく関係の発展

Ａさんと私は、訪室を重ねることで同じ時間を過ごした。Ａさんと患者の話しを聞くだけではなく、想い出に興味が沸き同じように楽しもうとしていた。そして自身の旅行や家族の話しも交え、信頼感は発展し、両者の関係は一方的ではないコミュニケーションを確立した。これは、看護師──患者の家族の関係性だけではなく、一人の人間として繋がろうとしていた。

５）カリタスプロセス５：肯定的──否定的感情の表出の容認；相手の話の傾聴

私は時間の許す限り病室を訪れ、Ａさんの話しをよく聞いた。そのときＡさんと夫との人生の価値を肯定した上で、患者に対してＡさんが"何もしてあげられない"と自らを否定する気持ちを引き出すことができ、それを受け止めた。そして、ただ側に付き添うこと自体がＡさんにできる一番の"今できること"であるという気づきへと繋がったと考える。

６）カリタスプロセス６：創造的に問題解決の方法を作り出す

ワトソンは、「問題解決の方法を生み出す時には、技術的、直観的、美的、スピリチュアルな側面や実証的で科学的な知識を創造的に統合し、様々な領域からすべての知識を使うことが必要です」と述べている。今回私は、綿密なアセスメントを基に、創造的にＡさんへのケアを実施したわけではなかった。しかし、これまでの経験をもとに「Ａさんの辛い気持ちを察し、もっと話を聞く必要がある」と直感し、空間や時間を共有し話を聞くなどのコミュニケーションを図った。それにより、Ａさんは"夫を悲しませたくない"という問題が明確になっていった。

７）カリタスプロセス７：関係性の中で教育──学習を行う

Ａさんにとって、夫へ何もできないという気持ちが表出されたが、どのようにすれば患者が喜ぶのか患者の立場になって考え、「ずっとお仕事でゆっくり２人で過ごすこともできなかったんですよね。これだけ側にいてもらってるだけで、きっと嬉しいと思いますよ」と言葉をかけた。自分のしていることは不十分で、もっと何かしないといけないというＡさんの憤りや焦りから、傍にいる

だけでも十分であると、気持ちを切り替えることができたのではないだろうか。

8）カリタスプロセス8：ヒーリングの環境を創造していく

　ワトソンは、看護師自身が環境になる[3]という。Aさんと患者は、広い個室に2人きりで生活していた。死期が近い夫を目の前にし、つねに辛い事実を受け止めるしかない環境であった。第三者である私が滞在することで、変化をもたらした環境を創造した。

9）カリタスプロセス9：敬意をこめて、丁重に、基本的なニーズを支援する

　Aさんは、重症の夫に24時間付き添うことにより、身体的にも精神的にも疲れていたことが考えられる。少しでも睡眠時間を確保できたことが、そのときのAさんの一番のニーズを満たしたと考える。またそのとき、Aさんの気持ちを考え、「側にいますから」と声をかけたことで、Aさんは、夫の側に看護師がいるという安心感が得られたと思われる。このような丁重な関わりが、Aさんへの支援を効果的にしたのではないだろうか。

10）カリタスプロセス10：神秘的な出来事や不可解なことにも目を向ける

　Aさんとの関わりはじめの私は、患者の看護に精一杯で、Aさんの機嫌を害さないように配慮するだけで、こころを癒したいという気持ちはなかった。しかしこの体験では、夫に対して"何もしてあげられない"という悲嘆から"側にいること"へと静穏な気持ちの変化が生まれ、また他者への態度も一変するという、奇跡的ともいえる経験であった。はじめのAさんの攻撃的な言動は、病気を患った夫への不満とそれに伴うさまざまな不安から生じていたのかもしれない。Aさんにとってこの体験で生まれたものは、つらい人生を見送るという"陰り"から、過去の想い出と夫の残りの人生を充実させるという少しの"輝き"をみせたのである。まさに、トランスパーソナルケアリングの結果生まれた肯定的変化といえる。

6．トランスパーソナルケアリングのために必要なこと

　この事例を書きながら、Aさん夫妻への想いがよみがえり、私は涙がとまらなかった。このように患者やその家族への想いをこころから感じるようになったのはいつからだろうか。看護学生時代を振り返ると、看護倫理として、患者の尊厳や権利を尊重した看護を提供することを何度も学んだ。しかし思えば、私はその意味を"節度のある敬意を払った態度で接すること"と捉えてしまい、態度に気を配ることはできても、こころから患者を想うことはできていなかったのである。

　ワトソン[4]は、「実践しなくてはならない仕事として、あるいは道徳的義務感として患者に対して行動がとれる看護師は、倫理的看護師である」という。それに対比させ、ケアリングに求められることは、「人間の尊厳を守り、人間性を保持することを目指して道徳的に関わるという哲学が求められている」と述べている。つまり、個人を尊重し、人間性を損なわないという目的をもって関わるというケアリングは、道徳的義務感によるケアよりも高次のレベルが求められるのである。事例の、Aさんとのはじめの関わりでも、"また嫌な返事されるかも"と私は自分を主体に考え、先

輩看護師のようにＡさんの気持ちを考えた行動はできなかった。ワトソンのいうように、私は患者の対応を、敬意を払うこととして義務的に実施しており、こころから気遣う思いやりなどはなく、ただの「倫理的看護師」であったのであろう。その後、Ａさんの夫への思いやりにふれることで、私はようやく、一人の個人としてＡさんをみることができ、大切に想い、義務感ではなくこころから対象者に真摯に向き合う「ケアリング」の精神に近づくことができたのではないだろうか。

　ケアリングをするためには、何が必要であるか、筒井[5] は、「まず、自分を大切にする」と挙げている。そして、「自分が上司や組織から大切にされている感覚」から「人や組織を大切にしようとする」という気持ちが生まれると述べている。事例での私は、年齢や立場が違うＡさんの気持ちを理解しようとした。そして、Ａさんの心細さを自分に置き換え、周囲の人からしてもらっている（側にいること、話しを聞く）ことを実行した。これは、普段から人に大切にされているからこそ、自分もそのように力になりたい、支えたいという感情が沸き、人を大切に想い、対象者と一体となるトランスパーソナルな関係に繋がったのであろう。この経験は私にとって、看護師として、人間として成長した大きなきっかけとなったのではないだろうか。私は、このようなトランスパーソナルな経験を一人でも多くの看護師が、実感できることを願う。そのために、教員である私にできることは、まずは看護学生を一人の個人として大切に関わると共に、学生が自分自身を大切にすることの重要性を伝えていく。そのうえで、看護について積極的に語り合い、人を大切にするという感性や人間性を少しでも高めたい。

　最後に、今回の講演の冒頭で、ワトソンさんが会場中に響き渡らせられたシンギングボールの“倍音”に、私はとても穏やかな気持ちになった。そして講演終了後、すぐさま私はシンギングボールの音源をスマートフォンに取り込み、日常のこころの安寧に役立てている。他者を大切に思いやる気持ちを維持するには、どんな状況下においても、まずは自分のこころを穏やかにすることが要であることに気づいた。これを忘れることなく、トランスパーソナルケアリングへと繋がるような看護者を育てるよう努力しつづけたい。

文献

1）ジーン・ワトソン　稲岡文昭他訳：ワトソン看護論　ヒューマンケアリングの科学　第 2 版　医学書院　2014　p111

2）ジーン・ワトソン：ヒューマンケアリングの実践と教育　ワトソン博士来日講演会資料　学研メディカル秀潤社　2019　pp10-17

3）ジーン・ワトソン　戸村道子訳：ヒューマンケアリング理論　理論の核とカリタス・プロセス　日本赤十字広島看護大学紀要（10）2010　pp77-80

4）1）前掲書　p55

5）筒井真優美：ケアリングの概念　ワトソン博士来日講演会　開会講演資料　学研メディカル秀潤社　2019　p8

12）看護師として他者の人生にふれることの意味や教育にどのように繋げるか

　　今回の講演で私は、聖なるもの・他者の人生にふれ、他者との繋がりの中でヒーリングされると
ワトソン博士から聞いた時に、臨床で出会った患者さんとの思い出が蘇ってきた。それらの場面で
は、患者さんたちが大切にしていることやライフヒストリーに関するふとした何気ない会話である
が、あたたかな空気に包まれた感覚を伴った場面である。また、反対に患者の苦痛に対して、この
タイミングで患者の希望に添えないと意味がないと感じた場面が想起された。

　　他者との繋がりの中で私自身がヒーリングされていた場面であり、また看護師として他者の苦悩
に対して、真摯に向き合う姿勢が大切であると感じ、私という一人の看護師は、多くの患者さんと
の出会いを通して、育てていただいたと感じている。患者さん達とのエピソードを交えながら、看
護師として他者の人生にふれることの意味や教育にどう繋げるのかついて考えてみたい。

〈写真が趣味のAさん〉

　　入職当時、私は個室のチームに所属した。その時に出会ったのが、写真が趣味のAさんで、今で
もその方からいただいた青紫の紫陽花の写真が私の部屋にある。

　　Aさんとは、ふとした会話から写真が趣味であることが分かり、体調の良い時は、今までに撮っ
た写真を見せながら、思い出を語ってくれた。Aさんの撮影した教会や花の写真などは、光が美し
く、優しい表情の写真の多く、私は行ったことをない場所や風景を教えてもらい、興味津々になり、
歩んできた人生について教えてもらう機会が多かった方である。

　　個室の空間で、二人で写真をみた時には、当時の写真撮影をした時に戻り、病気や治療の話では
みられない穏やかな表情であった。Aさんと思い出を共有する時間が、単に楽しかったではなく、
満ち足りた時間であることを自覚した場面である。

〈家族にとってお父ちゃんだったBさん〉

　　私は、外科病棟で勤務していたが、当時はターミナル病棟などなく、手術後にがんが再発された
方が数々入院されていたである。その中で出会ったのがBさんである。

　　Bさんは、痛みがあり、自分で体位変換する体力や食事をする力も低下していたが、いつも穏や
かに話をする方で、感謝の気持ちを忘れない方であった。ある日、家族が見舞いに来られた時に、
思い出話となり、「お父ちゃんは、昔はよく、デパートの地下で美味しい食べ物を買ってきてくれ
た人でね。いつも私たちは楽しみにしていた」という会話から、Bさんの父親として当時の話がさ
れ、家族と共にあたたかな思い出に包まれる場面となった。また、その会話の最中に担当医が訪室
し、「今日は、やけに楽しそうですね」との一言に部屋中に笑い声が響き、皆が満ち足りた空気感

に包まれた感覚を得た場面である。

〈麻薬を使って欲しいと言われたCさん〉

　Cさんは、中年期にさしかかる女性で、面白い話や私の恋愛話を聴いてくれる方で、当初はユニークな人という印象であった。しかし会話する中で実はとても優しく繊細な方でありと分かり、今思えば、人を心配する心をユニークな言葉で癒すエネルギーを持った方だったと思い出すのである。そんなCさんが、病状の進行と共に、痛みや呼吸困難から自由に動けなくなり、入眠時も仰臥位になれず、訪室時はいつもベッド上で体を起こしていた。ある日の晩、訪室した際に「ねえ、小林さん、麻薬使って欲しいけどあかんかな」と静かに言われた。覚悟を持って語るその言葉に一瞬、驚いたが、Cさん自身の限界であると感じ、このタイミングで答えないと意味がないと考え、主治医に報告した。再びベッドサイドに戻り、麻薬が処方され今から使用することを説明し実施した。私は点滴静脈内注射による投与中、ほぼ黙っていたように記憶しているが、Cさんが寝られるまで見届けた場面である。

　私は患者さんと出会い、他者の人生に触れることで、その方が大切にされていることが分かり、人となりの理解が深まる中で、畏敬の念が生まれ、単に患者――医療者としての関係でなく、個人との結びつきが強まることをこの3場面から再認識したのである。ここに記載した場面はある日の場面で切り取られた内容であるが、幾度かの患者や家族との関係性の中で生じた出来事である。これらの体験は、私自身がヒーリングされた場面であり、相手の成長として、ケアリングになっていたかは明らかに言えないが、少なくとも私にとっては、看護師として成長させてもらったと感じている大切な場面である。

　講演で「カリタス」とは、ラテン語由来の言葉で、大切にし、感謝し、特別な注意を払うことを意味すると言われていたが、その方を大切に思う気持ちが、強まると、その方自身やその場面・瞬間に特別な注意を向けることが可能になる。その結果、ケアを受ける側にとっては、安心感となり、心強さが生まれ、人生についての意味づけが促進されるのであると言える。また、ケアする側は、他者の人生に触れ、多様な価値観にふれ、感性や考え方が育つのである。私の体験した場面は、この特別な注意を向けることが可能となった場面であると今はそう思うのである。このような体験の後は、ケアする側として、次に出会う方に対して、こう関わりたいという思いは生じていたが、経験の積み重ねだけで良かったのかという感情が湧いた。そして今は教員として学生と関わる中で、学生の成長を遂げてもらうために、教育上の示唆を得たいと思う。

　ワトソン博士が紹介したカリタスプロセスの8：ヒーリングの環境を創造していくことについて、筒井[1] は、環境としての看護師を意識することで、環境を変えることができ、看護師はケアリングの場になるとしている。看護師はそこに存在する自分自身を意識し、注意を向けることで、ヒー

リング環境に繋がると言え、看護師はケアリングの場になることをもっと自覚し、看護場面に立ち会うことを念頭におくことが重要になる。しかし、環境としての看護師をどう意識するのか、念頭におくとはどういうことか、またその為の準備や学習はどのように行えばよいのか疑問で一杯となったのである。カリタスプロセスを意識し、そのプロセスを踏むことが教育になることは講演を聴き、漠然とした理解はあるが、今の自分には、まだ、落とし込むところまでいかないので、国内外でのケアリングの教育に関することや知見をもとに整理していくことにする。

　西田[2] は、ケアリングは看護の中核的概念と認識されているが、本質的把握は十分ではない現状から、看護におけるケアリング概念の再定位を試みることを目的とした研究に取り組み、ケアリングは、ケアの道具や手段ではないし、単なる知識でもなければ技術でもない。それは、「他者への願いや思い」を看護実践として表現したものである。この「願いや思い」は、相手に対して自分がどうあるべきか、どのような存在として相手に向き合うのかということであり、ここには自ずと自己の生き方や生き様が映し出される。やり方ではなくあり方なのである。相手に寄り添いたい、寄り添わねばならないと真に感じとる能動的な「願いや思い」を根底にもった看護実践全体が、ケアリングであるとしている。

　看護師は、それぞれの教育機関での教育や患者との出会いを通して、自己の看護観を育み、出会った対象者に対しても少しでも健康回復になるような支援や安寧をもたらせるような支援をしたいと純粋に願っているものである。このような「願いや思い」を根底にした考えから、どのような振る舞いをすべきかについては、看護者の倫理綱領として示されているが、実践としての行為の前に「願いや思い」を根底にできるような在り方を教育するには何が必要となるのだろうか。

　看護学教育モデル・コア・カリキュラムの報告書では,人々の相互の関係を成立・発展させるために人間性が豊かで温かく,人間に対する深い畏敬の念を持ち,お互いの言動の意味と考えを認知・共感し,多様な人々の生活・文化を尊重するための知識・技術・態度で支援に当たることを学ぶとしている（文部科学省,2017）。このことからも、人間性豊かであること、人間に対する深い畏敬の念を持つこと、多様な生活・文化を理解することが基本的な資質として求められていることが分かる。ケアリングという言葉は書かれていないが、意味することは、同じだと感じたのである。個人的には、多様な人々の生活や文化を理解することで、畏敬の念が生まれ、互いの考えを共感し、関係性が豊かになることで、温かな関係性が熟成されるというプロセスの方がしっくりとするのではあるが、看護教育モデル・コア・カリキュラムにおいて明確にされたことで、教育方法として、具体的に考えなければならないのである。言葉こそ使われてはいないが、教育する側は、ケアリングについて説明できる力や教育について考えないといけない。しかし、それを説明しただけでは難しく感じ、抽象的に感じるなど、心に届かない可能性もあるだろう。

　ケアリングの教育について、西田[3] は、道具や手段ではないので、どのようにすればよいかを理解してその方法を学習したり訓練したりすることで身につくものではない。看護師としてどう生

きるべきか、そのためにはどうあるべきか、看護師は患者にとって一体どのような存在なのか自問
し続けることや、他者にどのような自分として向き合うのかを考え続けることでしか育成できない。
ケアリングを教育することができるのかという議論があるのも事実であり、看護師のケアリングを
高める教育論と具体的な教育方法が今後の課題であるとしている。

　教育において、キャロル・L・モンゴメリー[3]は、教育と実践の場でのケアリングのコミュニケー
ションの促進が必要であるとし、ケアリングの学習を促進するために、最初にやらねばならないこ
とは、人間的感情が表出できるような空間をつくり、この過程を抑制したり、統制したり、規制す
るものを一時停止することである。次に、学生自身の話を引き出すことが大切になることを学生の
体験談を用い説明をしている。

　その学生はICUで心筋梗塞の患者と娘に対しての医療チームのとった対応から、いつもとは違っ
たエネルギーに取り巻かれていることを感じ、強力な精神的なものと居合わせているような感じで
あったと説明している。娘が「父が死ぬのを見守っていたい」という娘の申し出を聞き入れチーム
が何をしたのかは、本書で確認いただきたいが、学生が何か重要な形でケアリングとは何かを知り、
その体験を皆に伝えたことで、学生の仲間が新たな理解を得たことを示している。

　西田が述べるように自問自答するためには、リフレクションによる振り返りが有効になると思え
たが、自問自答という内化だけでは、個人の振り返りに留まってしまう。キャロル・L・モンゴメリー
が言うように、表出できる場をつくり、外化により、他者からの意見や体験を承認される機会に触
れることを教育の中で行うことが重要である。外化を通して、個人の理解が深まり、新たな場面で
役立つ力となり、参加している学生にとっても体験を共有することで、ケアリングへの理解が進む
方法になるのである。学生や教員・看護師の体験した物語を話してもらう、そのために聞く場を設
ける、統制や規制を設けないルールの基に、安心して、自由に感じたことを話してもらうことが、もっ
ともシンプルで学生の心に響く教育になると言える。

　また、キャロル・L・モンゴメリーは、ケアリングは本質的に1つの生き方であり、他者に対し
て自然な反応を示す態度である。ケアリングは個人的なかかわりが求められるので疎遠な態度や無
関心な態度、また無感動などとは対立的な概念であるとしている。本当に、無感動とは対岸にある、
なんと言えば良いのか、素敵だと感じたり、感銘を受けたり、尊敬したりと、心に響く何かを感じ
た瞬間の贈り物だと思え、この気持ちを上手に貯金できる看護師でありたいし、また、学生にもそ
うなってほしいと願うのである。

　感性を養うことが大切と言われ続けているか、今の時代にこそ、ケアリングの持つ意味、無感動
とは反対の感情を共有する場を設け、患者との出会いを大切にしたいと思える心が育つように関わ
りたいと思う。

　最後に、ワトソン博士が言われていた、何を持って知識とするのか？

"LOVE" が入った今までとは全く違うエビデンスに基づく道徳的実践が必要なことが、今回の執筆を通して、自覚できたと感じている。A. ビショップ[4] は、看護とはケアリング実践であり、看護はそれ固有の道徳観を持ち、ケアすること自体道徳的な行為であるとしている。看護師として患者にどのように接していくのか考え、心に思うこと（カリタス）、そして実際に行為として行うこと、その全ては、看護師としての道徳的実践になることを、教育の中で伝え、学生の経験を内化・外化しながら、また、学生にとって、そう感じて良いのだと安心できるように承認していくことを忘れず努力していきたい。新たな経験に遭遇する学生にとって、承認されることで少しでも支えになればと思う次第である。

文献

1）筒井真優美：ケアリングの概念,ワトソン博士来日講演会　ヒューマンケアリングの実践と教育,学研ナーシングセミナー,2019

2）西田絵美：看護における〈ケアリング〉の基底原理への視座〈ケアリング〉とは何か　日本看護倫理学会誌　VOL.10　NO.1　PP8-14　2018

3）キャロル・L・モンゴメリー　神群博、浜畑章子監訳：ケアリングの理論と実践―コミュニケーションによる癒し　医学書院　1996

4）Bishop, Anne H./Scudder, John R. Jr 8. 監訳田中美恵：全人的ケアのための看護倫理　1　2　丸善　2005

執筆者一覧

編集者

城ケ端　初子　聖泉大学大学院看護学研究科　教授　博士（医学）

桶河　華代　聖泉大学看護学部　講師　修士（看護学）

高島　留美　聖泉大学看護学部　助手　修士（看護学）

執筆者一覧（五十音順）

井上　美代江　滋賀県堅田看護専門学校　副校長　修士（看護学）

植田　喜久子　日本赤十字広島看護大学　教授　修士（教育学）

漆野　裕子　聖泉大学看護学部　助手　修士（看護学）

大内　正千恵　市立野洲病院　看護師　修士（看護学）

桶河　華代　　前掲

片山　初美　近江八幡市立総合医療センター　認定看護師（糖尿病看護）

　　　　　　聖泉大学大学院看護学研究科　5期生

岸本　沙希　近江八幡市立総合保健センター　看護師

　　　　　　聖泉大学大学院看護学研究科　5期生

岸本　匠　近江八幡市立総合保健センター　看護師

後藤　直樹　滋賀県堅田看護専門学校　専任教員

　　　　　　聖泉大学大学院看護学研究科　5期生

小林　菜穂子　聖泉大学看護学部　講師　修士（教育学）

小山　敦代　聖泉大学学長・理事長

　　　　　　聖泉大学大学院看護学研究科・看護学部　教授　修士（看護学）

齊藤　京子　滋賀県済生会訪問看護ステーション　認定看護師（訪問看護）

　　　　　　聖泉大学大学院看護学研究科　4期生

水主　千鶴子　修文大学看護学部　教授　修士（教育学）

城ケ端　初子　　前掲

高島　留美　　前掲

田村　聡美　近江八幡市立総合医療センター　看護長

　　　　　　聖泉大学大学院看護学研究科　4期生

寺澤　律子　滋賀県立総合病院　副看護師長

　　　　　　聖泉大学大学院看護学研究科　3期生

中川　ひろみ　宝塚大学看護学部　教授　博士（看護学）

西山　ゆかり　　聖泉大学大学院看護学研究科・看護学部　教授　修士（看護学）

平木　聡美　　　彦根中央病院　看護部長　修士（看護学）

藤原　聡子　　　長野県看護大学大学院博士前期・後期課程、看護学部　教授　博士（医学）

古川　翔也　　　聖泉大学看護学部　ティーチング・アシスタント

　　　　　　　　聖泉大学大学院看護学研究科　4期生

松永　雄至　　　宮城大学看護学群看護学部　助教　修士（看護学）

本島　幸子　　　飯田女子短期大学看護学科　講師

　　　　　　　　長野県看護大学大学院博士前期課程　　院生

吉永　典子　　　近江八幡市立総合医療センター　看護長　修士（看護学）

編集後記

　看護理論といえば、「難しい」「どう活用するかわからない」と、多少なりとも思ったことはないでしょうか。まさに私はそのような気持ちで、長い間、臨床時代を過ごしていました。看護理論にふたたび出会ったのは、大学院や教育現場でした。そこで看護の実践には看護理論が切り離せないものであることを再確認しました。私たち看護者にとって、実践と理論とを結びつけ、両者を発展させていくことが使命の一つでもあるといえます。

　本著「看護理論家の来日講演からの学び　—理論・人生・人柄にふれて—」は、さまざまな立場の看護職者による執筆が特徴的であります。この紙面上で、パトリシア・ベナー博士、アフアフ・イブラヒム・メレイス博士、ジーン・ワトソン博士といった高名な看護理論家の来日講演をきっかけに、城ヶ端初子先生の呼びかけのもと一堂に会することができました。執筆者の熱のこもった文章から、会場での理論家たちの魅力あふれる雰囲気とみなぎる活力に、誰もが圧倒され感激した様子がうかがえます。この瑞々しい気持ちで記述された内容は、臨床や地域・教育現場での経験をとおして、理論や看護を見つめ直した、執筆者の熱い想いが心に響くものとなりました。"歴史上の人物"だった理論家に実際に出会うことで広がる、この感覚や思考こそが、講演会に参加しそれを集約する意義ではないかとあらためて感じています。

　この看護理論と看護実践のリアルな出会いの場が感じられる一冊が、看護理論を身近なものとして、皆さまの実践や学習に活かすことができると幸いです。

　刊行するにあたり、投稿していただいた皆さまに深くお礼を申し上げます。また、多くの掲載写真を提供していただいた田村聡美さんに心から感謝いたします。

編著者を代表して

高島　留美

看護理論家の来日講演からの学び

— 理論・人生・人柄にふれて —

2020年3月31日　　初版1刷　発行

編著者　　城ヶ端初子・桶河華代・髙島留美
発　行　　聖泉大学「看護理論家の来日講演からの学び」作成委員会
　　　　　〒521-1123　　滋賀県彦根市肥田町720番地
　　　　　電話 0749-47-8400
発　売　　サンライズ出版
　　　　　〒522-0004　　滋賀県彦根市鳥居本町655-1
　　　　　電話 0749-22-0627　　FAX 0749-23-7720
印　刷　　有限会社　東呉竹堂 ひがし印刷